The Lower Limb Tendinopathies

Etiology, Biology and Treatment

下肢肌腱病

病因、生理及治疗

〔卡塔尔〕吉安·比肖蒂　主编
〔意〕彼罗·沃尔皮　主编
郑小飞　张志杰　王卫明　李晓刚　主译

河南科学技术出版社
·郑州·

First published in English under the title
The Lower Limb Tendinopathies: Etiology, Biology and Treatment
edited by Gian Nicola Bisciotti and Piero Volpi
Copyright © Springer International Publishing Switzerland, 2016
This edition has been translated and published under licence from
Springer Nature Switzerland AG.

Springer Nature Switzerland AG. 授权河南科学技术出版社
独家发行本书中文简体字版本。
版权所有，翻印必究
备案号：豫著许可备字 –2020–A–0176

图书在版编目（CIP）数据

下肢肌腱病：病因、生理及治疗 /（卡塔尔）吉安·比肖蒂，（意）彼罗·沃尔皮主编；郑小飞等主译. —郑州：河南科学技术出版社，2021.4
ISBN 978-7-5725-0298-9

Ⅰ.①下… Ⅱ.①吉… ②彼… ③郑… Ⅲ.①下肢 – 腱疾病 – 诊疗
Ⅳ.① R686

中国版本图书馆 CIP 数据核字（2021）第 022650 号

出版发行：河南科学技术出版社
　　　　　地址：郑州市郑东新区祥盛街27号　　邮编：450016
　　　　　电话：（0371）65788629　　65788613
　　　　　网址：www.hnstp.cn
策划编辑：李　林
责任编辑：李　林
责任校对：崔春娟
封面设计：张　伟
责任印制：朱　飞
印　　刷：河南博雅彩印有限公司
经　　销：全国新华书店
开　　本：720 mm×1 020 mm　1/16　　印张：13　　字数：192 千字
版　　次：2021年4月第1版　　2021年4月第1次印刷
定　　价：86.00元

如发现印、装质量问题，影响阅读，请与出版社联系并调换。

中文版前言

随着越来越多的人参与运动，运动损伤的发生率也在上升，其中包括一些慢性、反复的肌腱微损伤。历史上，"肌腱炎"曾被用来描述发生于肌腱的慢性疼痛症状，但随着对肌腱类疾病的认识，"肌腱炎"逐渐被"肌腱病"取代。

本书从肌腱病的发病机制、临床表现、临床检查、影像学诊断与治疗等出发，介绍了下肢内收肌、股直肌、髂腰肌、股四头肌、鹅足、髌腱、跟腱、后足肌腱病，以及髂胫束、腘绳肌综合征的诊断和治疗。

多年来，在各种国内外大型赛事中，由于肌腱伤病退役的职业运动员不计其数。对于肌腱病这一世界难题，不管是外科治疗还是康复治疗都需要进一步加强研究以造福更多的肌腱伤病患者。但遗憾的是，国内外很少有肌腱病这一常见病、多发病的相关专业书籍。因此，当我们首次看到本书时，如获至宝，立即联合国内运动医学和运动损伤康复领域的专家进行翻译，为肌腱病的研究与治疗贡献微薄之力。

我们希望本书能够帮助外科医生、康复医生、物理治疗师及康复相关从业者科学、准确地评估与治疗常见的下肢肌腱病。

在本书的翻译和校对中，我们得到了国内多位运动医学及康复专家的帮助和指导，在此，本人致以由衷的感谢！

由于我们水平有限，各位读者在阅读本书的过程中，若发现错误或疏漏，敬请批评指正。

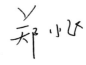

2020 年 6 月 1 日于广州

主译 郑小飞　张志杰　王卫明　李晓刚

译者（按姓氏笔画排序）

王　文　暨南大学附属广州市红十字会医院

王卫明　大连大学附属新华医院

车　健　中国人民解放军总医院

向先祥　大连大学附属中山医院

刘力铭　陆军军医大学第一附属医院（重庆西南医院）

刘振龙　北京大学第三医院

孙鲁宁　江苏省中医院

李　涛　华中科技大学同济医学院附属普爱医院（武汉市第四医院、武汉
　　　　市骨科医院）

李劼若　暨南大学附属第一医院

李春宝　中国人民解放军总医院

李晓刚　广州和睦家医院

张志杰　河南省洛阳正骨医院（河南省骨科医院）

张青松　华中科技大学同济医学院附属普爱医院（武汉市第四医院、武汉
　　　　市骨科医院）

陈　亮　暨南大学附属广州市红十字会医院

郑小飞　暨南大学附属第一医院

郑佳鹏　厦门大学附属东南医院

侯辉歌　暨南大学附属第一医院

洪劲松　广州市正骨医院

秦胜男　暨南大学附属广州市红十字会医院

郭　林　陆军军医大学第一附属医院（重庆西南医院）

常　晗　中国人民解放军总医院

雷　凯　陆军军医大学第一附属医院（重庆西南医院）

熊　然　陆军军医大学第一附属医院（重庆西南医院）

鞠晓东　北京大学第三医院

主译简介

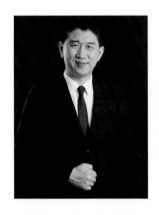

郑小飞　博士生导师，暨南大学附属第一医院副院长、运动医学中心主任。中华医学会运动医疗分会青年委员会副主任委员，广东省医学会运动医学分会副主任委员，广东省医师协会运动医学医师分会副主任委员，中华医学会运动医疗分会上肢运动创伤学组全国委员，中华医学会运动医疗分会髋关节工作组全国委员，中国医师协会运动医学医师分会全国委员，中国肩肘外科协作组委员。广东省医学会创伤学分会运动损伤学组副组长，广东省医学会创伤骨科学分会肩肘损伤学组副组长。世界军人运动会医疗卫生保障专家，广东省杰出青年医学人才、岭南名医、羊城好医生。*The American Journal of Sports and Medicine* 中文版编委。

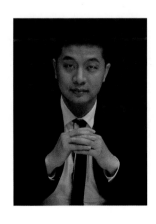

张志杰　毕业于香港理工大学物理治疗系（运动损伤康复方向）。运动康复博士，硕士研究生导师，主任康复治疗师，河南省洛阳正骨医院康复院区副院长。主要从事肌肉韧带力学特性研究，肌骨超声及体外冲击波在软组织疼痛方面的研究。参与备战2012年及2016年奥运会，2018年雅加达亚运会中国代表团医疗专家成员。中国康复医学会物理治疗专业委员会副主任委员，中国康复医学会康复机构管理专业委员会常务委员，中国研究型医院学会冲击波医学专业委员会副主任委员，河南省冲击波医学教育与培训专家委员会主任委员，河南省肌骨超声专业委员会副主任委员。多本国内外杂志编委及审稿专家，发表学术论文60篇，其中SCI论文25篇。获得第一届中国康复医学会科技进步二等奖，2019年河南省中医药科技进步一等奖。

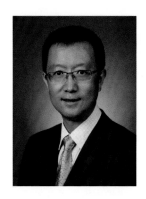

王卫明　医学博士，二级教授，享受国务院政府特殊津贴，大连大学附属新华医院院长。长期从事运动医学及微创外科的科研及临床工作，是国内为数不多的能够全面开展髋、膝、踝、肩、肘、腕关节关节镜及关节镜辅助下治疗技术的专家。中华医学会运动医疗分会委员，中华医学会骨科学分会关节镜学组委员，中国医师协会运动医学医师分会健康科普专业委员会主任委员，中国医师协会内镜医师分会关节镜专业委员会副主任委员，中国医师协会显微外科医师分会康复专业委员会副主任委员，辽宁省医学会运动医疗分会副主任委员，大连市医学会运动医学分会候任主委，国际关节镜 / 膝关节外科及骨科运动医学会活跃会员（ISAKOS Active-member）。主持国家自然科学基金全额面上项目、辽宁省自然科学基金、大连市优秀青年基金、复合人才基金、条件平台项目及科技基金项目各 1 项。获得中华医学科技二等奖 1 项，教育部科技进步一等奖 1 项，恩德斯医学科学技术一等奖 2 项，辽宁省科技进步一等奖 2 项。主编教材 1 部、主译专著 1 部，参与 6 部学术专著的编写工作，在国内外核心期刊发表学术论文 57 篇（SCI 收录 9 篇，EI 收录 6 篇）。

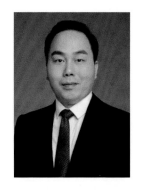

李晓刚　广州和睦家医院 physiotherapist consultant（物理治疗师顾问），曾任全球最大医疗中心集团（Fullerton Health）旗下环球医生国际医疗中心（Global Doctor International Medical Center) 康复部主任。擅长运动损伤的精准康复治疗，脊柱相关疾病的康复诊疗，儿童青少年脊柱侧弯的矫正和足踝生物力学矫正以及神经疾病的肌肉骨骼整体康复。2018 中国男篮三人篮球国家队及 U23 世界杯中国男篮国家队集训队医。骨科 ORMTI 疗法康复体系创立人。曾赴日本、德国、意大利，以及中国香港访问学习骨科康复技术，治疗过的患者遍布全球五大洲 50 多个国家。中国研究型医院学会冲击波医学青年委员会常委，中国研究型医院学会骨与软骨再生修复专委会委员，广东省医学会创伤专业委员会运动损伤学组委员。主译专著 2 部，参译专著 3 部，参编教材 1 部。

目　录

第一章　肌腱炎、肌腱退变，还是肌腱病？

Gian Nicola Bisciotti，Piero Volpi　编

郭林　熊然　刘力铭　雷凯　译

摘要　"肌腱炎"这一术语似乎不太适合描述在生物和结构损伤的情况下，肌腱重组时所经历的过程。实际上，从目前的观点看，炎症过程似乎并不存在，或者说在任何情况下都是非常有限的，炎症过程似乎预示着生物退变过程占据主导地位。因此，使用"肌腱病"一词似乎更可取。实际上，这个术语可以更好地描述肌腱生物和结构重组的复杂过程。然而，我们不能忽视一个事实，即炎症和退变过程往往可以共存。

1.1　简介

历史上，"肌腱炎"一词被用来描述肌腱痛觉超敏症状的慢性疼痛状态，这一概念意味着炎症状态的存在为主要病理过程。然而，尽管定义如此，常规的抗炎疗法对上述"肌腱炎"的疗效却非常有限[1,2]。与此同时，组织学的首次研究结果显示了炎症过程与退变过程共存的状态。所有这一切使人们对"炎症中心论"的概念产生了严重的怀疑[3,4]。该概念认为肌腱组织疾病有相同的炎症过程。从那时起，"肌腱炎"这个术语逐渐被弃用，取而代之的是一个更通用的术语——"肌腱病"。

1.2　肌腱病的组织学形态

从结构框架的角度来看，在健康肌腱中，纤维之间平行排列且彼此紧密相连；而在损伤的肌腱中，纤维的波纹样改变明显增加，结构明显分离，其正常结构明显丧失。在受肌腱病影响的肌腱中（或尽管疾病不断发展，但仍保持其连续结构的肌腱中），我们可以观察到纤维波纹样改变的增加，但与损伤肌腱相比没有那么明显。受肌腱病影响的肌腱细胞核一般呈扁平、锥形，有时呈线状分布。在严重的肌腱病中，肌腱细胞呈现类似软骨细胞的形态。在损伤肌腱中，肌腱细胞看起来更小，细胞核更圆。在某些情况下，损伤肌腱呈现为无规则的血管形成，常与退变过程有关；这种新生血管与胶原纤维平行。我们还可观察到糖胺聚糖（GAG）的增加，这可能会影响纤维的结构及其排列，诱发修复性反应，甚至可以认为是新生血管形成过程[5]。组织学上退变改变可分为缺氧性变、玻璃样变和黏液样变。

此外，这种情况通常与脂质退变有关，尤其是在某些特定的肌腱区域，如肩袖。

1.3 退变和炎性变化并存

许多作者认同以下事实：炎症和退变等现象很少孤立存在，在解剖观察样本中，它们更多的是共存于相邻区域中[2,6-8]。一般来说，在肌腱病的病例中，肌腱内的宏观改变可以描述为在一个几乎没有标记的区域，我们可以识别出肌腱结构局灶缺失。受肌腱病影响的肌腱部分失去其通透性，呈现灰白色和无定形。肌腱较厚，呈梭状和结节状，内部有时可见钙化、纤维钙化和骨化。退变肌腱区域的不同部分在细胞密度方面表现出了丰富的多样性。事实上，一方面，我们可以在有些区域观察到周边细胞密度增加和高代谢率的活动；另一方面，我们可能只在某些区域能观察到少数核固缩[1]细胞，或者我们可以比较总的细胞核消失数。甚至在肌腱基质中也经常观察到疾病的一些变化，我们可以通过分离胶原纤维来观察周围的黏液样物质。胶原纤维通常表现为不规则、有差异、卷曲增加，以及横纹结构的消失。退变的纤维可能被钙化区域或脂质浸润所取代，这是肌腱脂肪化现象的开始。Ⅲ型胶原含量明显增加，但Ⅲ型胶原原本在滋养层胶原单位之间和内部的交联数量上低于Ⅰ型胶原[9]。尽管有证据表明这些退变改变，但在受肌腱病变影响的肌腱组织中，它们的

1.核固缩：在细胞学中，指细胞核或原生质的缩小，它看起来像一团颜色很浓但没有规则图案的物质。这通常是一种退变的迹象。

临床相关性仍不清楚。在大多数健康和无症状的 35 岁及以上人群的肌腱中[5,10]，可以见到缺氧性变、黏液样变、钙化和肌腱脂肪化等典型表现，这些表现可以单独或合并出现。

在肌腱病的病例里，我们可能会观察到鞘周结构的频繁变化，这种变化在有滑膜鞘的肌腱中更为常见，如胫骨后肌腱，腓骨肌腱，手腕和手指的屈、伸肌腱[11,12]。在肌腱病的急性期，通过组织学检查，我们经常可以看到纤维性渗出物的存在，然后是以成纤维细胞的扩散增殖为特征的第二阶段。以宏观的角度观察，腱周组织增厚，肌腱与腱旁组织之间常可见粘连现象[2]。在慢性期，腱旁组织的主要细胞是成纤维细胞和肌成纤维细胞。关于肌成纤维细胞，值得注意的是，从收缩细胞的形态、生化两方面来看，成纤维细胞在重塑过程中都具有各自的特征。因此，它们被定义为肌成纤维细胞。肌成纤维细胞在其细胞质中含有少量的肌动蛋白，因此具有一定的收缩能力。由于这些特性，肌成纤维细胞可及时诱导和维持在腱包膜内的延长收缩状态，同时诱发可使肌腱内循环紊乱的血管收缩状态，然后可能启动血管增生的反应过程。有些作者认为，腱鞘炎是一个炎症过程[2]。

在动物模型中，尤其是兔子，一方面，肌腱组织受到的损伤会导致炎症细胞的浸润，这种浸润在 6 小时后变得尤为明显；另一方面，当肌腱组织的损伤是由过度使用引起时，我们也许只能观察到各类退变等组织学变化[13,14]。依旧是动物模型，这次是马，其趾浅屈肌腱承受超负荷时，首先表现为炎症性的早发阶段，随后则是退变改变[15,16]。这些研究虽然过时，但促使我们考虑以下假设：炎症过程可能代表肌腱病变过程的早发阶段，随后是各类退变的第二阶段。即使我们不得不承认，这两种现象之间的关系至今仍不清楚。在动物模型上的进一步研究表明，当肌腱结构受到慢性应激时，会出现氧化性损伤和凋亡现象的增加[17]。在兔子身上进行的研究已经证明，与神经结构相邻的突触细胞释放神经肽［特别是神经肽物质 P（substances P，SP）和降钙素基因相关肽（calcitonin generelated peptide，CGRP）］，可通过特定的介质（肥大细胞介质），如组胺、前列腺素和白三烯，影响成纤维细胞的活性及血管通透性[18]。

在人身上进行的研究显然要比在动物身上进行的研究更中肯；然而，我们必须考虑这样一个事实，即几乎所有对人进行的研究都是针对有症状的肌腱进行的，这无疑是有局限性的。按这种方式，很难观察到肌腱病的第一阶段和无症状阶段。因此，可以通过实验模型来解释对人进行的主要研究的局限性。在艾尔弗雷德森（Alfredson）[4]所做的研究中，作者提到前列腺素 E_2（prostaglandin E_2，PGE_2）在慢性肌腱病变中的水平与在生物学和组织学绝对正常情况下的水平相似，排除了肌腱病变后期炎症过程的存在。杨（Yang）和他的同事持有不同的观点[19]，他们观察到髌腱上的机械应力可使成纤维细胞诱导和增加 PGE_2 的产生。PGE_2 不仅是 I 型胶原合成的强抑制剂[20-22]，而且对肌腱结构的损伤也具有强大的分解代谢作用，从而抑制了胶原的产生[23]。其他实验向我们展示了患病肌腱中乳酸含量的显著增高，这一事实证明：在受肌腱病影响的肌腱中，厌氧代谢占据了主要地位，揭示了其组织的供氧不足[24,25]。这一假设得到了证实，在有退变现象的肌腱中可观察到缺氧诱导了"低氧诱导因子"的产生，进而刺激了血管内皮生长因子（vascular endothelial growth factor，VEGF）的表达[26,27]。除了其促进血管生成的特性外，VEGF 还能引起基质金属蛋白酶（matrix metalloproteinase，MMP）表达的上调，从而增加细胞外基质（extracellular matrix，ECM）的降解，进而改变肌腱的力学特性[28,29,30]。新生血管生成后，神经末梢增生，产生致痛性物质，这些物质与高浓度的谷氨酸盐（在肌腱病中常见）一起，是痛觉致敏症状的主要原因[2]。所有这些机制可导致反复的微小创伤，最终可使肌腱断裂。

1.4　肌腱病的模型研究

毫无疑问，在人体上开展肌腱病的研究，虽然十分有用，但也会遇到不少困难。通过手术或活检获得的人体组织通常来源于已发展为晚期疾病的受试者，而没有考虑寻找健康的肌腱样本作为对照时的困难程度。因此，为了加深对肌腱病发病机制的认识，我们可以使用体外、离体或在体的肌腱模型进行研究。

1.4.1 体外模型

在文献中，我们发现了一些有趣的体外研究，这些研究基于肌腱拉伸过程中的慢速感受器。事实上，肌腱结构的慢速拉伸被认为是肌腱病发展的主要风险之一。通常，在这类的体外研究中，研究者将肌腱细胞或成纤维细胞放置在基板上，对基板施加一定频率和时长的机械张力，对上述细胞拉伸循环，观察潜在的细胞介体和分子的变形所产生的影响[31]。一些研究[32-34]着重阐述了肌腱细胞和成纤维细胞的变形如何增加了 PGE_2、环氧合酶 –1（cyclooxygenase –1，COX–1）、环氧合酶 –2（COX–2）、胞质磷脂酶 A_1（cytosolic phospholipase A_1，cPLA$_1$）、分泌型磷脂酶 A_2^2 和白三烯 B4 的产量。一些作者[19]则强调了在由髌腱成纤维细胞组成的人体体外模型中，白介素 –1β（interleukin–1β，IL–1β）在炎症过程中的重要性。作者注意到，当存在 IL–1β 时，肌腱纤维的延长长度等于 4% 时，便足以导致 COX–2、MMP–1 和 PGE_2 的表达减少。相反，当延长长度等于纤维长度的 8% 时，MMP–1 表达增加。因此，该研究的结论是，适度拉伸呈现出抗炎作用，而更强烈的拉伸则会促进炎症的发展。在肌腱病研究中，体外实验的优点是允许以简单、快速的方式观察大量的细胞过程，如 DNA 的合成、有丝分裂、基因表达和细胞分化[32,34-42]。除了这一毋庸置疑的优势外，体外实验中细胞的延长方式可能会与在体状况下的类似。后者具有特别重要的意义，因为延长机制的改变可能涉及一种不同类型的细胞反应[43]。但是，我们必须注意，在这种类型的实验中，我们可能会发现施加在基底上的延长不能完全转嫁到细胞上，从而在拉伸的时长和频率上都变得不够精确[44]。无论如何，体外研究的主要局限性在于，在没有 ECM 和神经血管连接的环境中研究孤立的细胞，当我们想引用于自然激活的条件下时，限制了对所获得结果的解释。

1.4.2 离体模型

在肌腱病中，离体模型提供了观察和研究整个肌腱组织对不同刺激的变化和反应的可能性，而不像在体外模型中那样，仅能从几个孤立的细胞中获得。

---

2. 磷脂酶 A_2 是一种将脂肪酸从氧化磷脂中分离出来的酶。

这些模型允许肌腱细胞和 ECM 之间相互作用，ECM 保持完好并能够提供一个生物环境，以便有效地控制实验条件。离体模型研究的主要方法是循环加载、蠕变加载和应力剥夺。

（1）循环加载：就像在体内模型中发生的一样，在离体模型中进行循环加载（或循环拉伸）以便观察重复的慢性负荷对存在完整 ECM 的肌腱组织的影响。在循环加载约 24 小时后，组织的机械失效值（极限失效强度）降低，从结构观点[45]来看明显减弱。在这种情况下，我们还可以促进细胞更新、增加胶原的数量及组织降解的明显迹象[46]。德瓦科达（Devkota）和他的同事[46]也指出，肌腱样本经历的循环加载与 PGE_2 的生成有关。此外，MMP-1 的水平似乎与施加负荷的长度和频率有关；低负荷、低频率会抑制 MMP-1 的表达，而高负荷、高频率的应用则会完全抑制 MMP-1 的表达[47]。一些作者建议，在循环加载期间对肌腱进行离体实验，张力可高于最大支持张力的 5%；似乎低于这一水平的拉力就无法形成明显的结构变形[48,49]。离体方法并不像体内方法那样复杂。事实上，与体外方法一样，在离体实验中，循环加载所引起的损伤并没有完全修复；由于血管化的缺失和系统信号分子的缺陷，完全修复是不可能的。

（2）蠕变加载：除了重复的慢性负荷，在循环加载实验中也会出现这种情况，肌腱组织也可能通过施加持续和长期的负荷而遭受结构性损伤。在离体实验中，可以通过蠕变加载的方法再现这种情况。相同环境下，雷恩（Wren）和他的同事[49]研究了循环加载和蠕变加载对人类跟腱影响的差异，在两种情况下都观察到了明显的结构性损伤。因此，循环加载和蠕变加载是研究肌腱病的两种有效方法。

（3）应力剥夺：应力剥夺的研究致力于观察需研究的样本因制动所引起的变化。在体外、体内和离体的研究中，制动导致了 MMP-1 mRNA 表达的增加，该因子涉及肌腱拉伸特性的终止[47,50,51]。因此，应力剥夺实验是一种有效的肌腱病研究模型。然而，在这类实验中，肌腱的拉伸性能发生了改变，而胶原纤维的直径并没有同时发生改变。因此，应力剥夺实验不适合研究胶原在肌腱病变中的作用。即使体外和离体实验可以完全理解肌腱病暴发和演变的过程，也不能不使用体内实验，这是理解特定细胞应答的一个重要模型。为了达到这一目的，人们设计并建立了许多实验模型，以求在进行具有化学和机械特性的干扰实验之前，在肌腱水平上得出具体的答案。每个实验模型只能代表一个方面的肌腱疾病，这个事实决定了必须要有不止一个可用模型的必要性。更重要的是，我们必须选择不同物种的动物模型并了解基因序列，因为不存在具有与人类相同特征的肌腱的动物模型[52]。基于化学诱导和机械诱导的不同肌腱病变诱导方法各有利弊。例如，在第一种情况下，一方面，我们从急性损伤的肌腱组织中得到一个答案，这并不能代表人类肌腱的慢性肌腱病所引起的变化；另一方面，化学诱导与机械诱导相比有更加省力的优点，并且能够诱导一致的肌腱损伤。

1.4.3　体内化学诱导模型

体内化学诱导模型（in vivo CIM）可分为四类。根据使用的技术不同，我们实际上可以有：①体内化学诱导模型注射胶原酶；②体内化学诱导模型注射细胞因子；③体内化学诱导模型注射前列腺素；④体内化学诱导模型注射氟喹诺酮类药物。

（1）体内化学诱导模型注射胶原酶：肌腱病变的化学诱导模型之一是在实验中将胶原酶注射到肌腱中。佛兰德（Foland）和他的同事们第一个开展在肌腱中注射胶原酶来诱导肌腱病变过程的研究[53]。选用马为动物模型，在趾浅屈肌腱的三个不同部位注射胶原酶。肌腱反应是注射区损伤的发展，随后的修复过程意味着Ⅲ型胶原的增殖。其他类似的实验有在小鼠模型的冈上肌腱中注射胶原酶[54]，诱导细胞大量增生，破坏胶原组织，增加血管组织。胶原酶的注射效果只有在大约12周后才能被完全缓解和修复[54]；一些作者最近观察到这种现象持续了更长的时间，大约32周[55]。在所有这些实验中，我们可以观察到最初的炎症过程十分严重。然而，其他研究表明，注射胶原酶15天后炎症开始明显，16周后可以看到软骨化生伴骨化[56]。尽管通过这类实验，我们可以获得许多与受肌腱病变影响的人类肌腱相似的特征，如细胞的增生、基质组织的丢失、血管化的增加、炎症过程的缺失；但我们不能忽视这样一个事实，即在动物模型中注入细菌胶原酶可能与人类胶原酶存在显著差异，从而导致同样显著不同的反应[57,58]。

（2）体内化学诱导模型注射细胞因子：由于肌腱病即使在其早发阶段也可能出现炎症过程，随后是第二阶段的退行性变，因此注射细胞因子是一种以诱导炎症反应为目的的实验模型。斯通（Stone）和他的同事观察到[58]，在兔子的髌腱上注射细胞因子4周后，细胞数量增加，大约16周后才趋于正常。然而，注入细胞因子只能引起轻微且可逆的结构损伤，不伴有基质损伤或胶原降解。因此，注射细胞因子似乎不是一个能够重现肌腱损伤过程的可靠模型。无论如何，由于注入细胞因子是种族特异性的，这种方法的优点是标准化种内差异。

（3）体内化学诱导模型注射前列腺素：体外[31, 33]和体内[59]研究表明，重复的机械应力会诱导人肌腱成纤维细胞生成前列腺素，因此注射前列腺素可能是一种有效的肌腱病变研究模型。苏洛（Sullo）和他的同事[60]每周给小鼠跟腱注射PGE_1，第一周他们发现在炎症过程中出现周围环境水含量增加。在第三周，一半处理后的肌腱表现出与粘连和退变相关的腱鞘纤维化，而另一半则表现出明显的炎症迹象。在第五周，所有处理后的样本均表现出纤维化迹象，并伴有粘连和退变。作者的结论是，重复注射PGE_1在开始时引起炎症，然后趋向于退行性变。同样，在兔子的髌腱中重复注射PGE_1[61]可导致胶原基质细胞增生、结构紊乱和退变，并导致胶原纤维直径减小。此外，肌腱退化过程与注射前列腺素的剂量直接相关[61]。在动物模型上注射前列腺素会引起一系列类似人类肌腱受肌腱病影响的现象，包括细胞增生、肌腱结构变形和退化、胶原纤维减少。因此，基于注射前列腺素的化学诱导模型为在动物模型中研究肌腱病变提供了一个有效的模型，尽管需要进一步的研究才能充分理解相同的前列腺素的作用机制。

（4）体内化学诱导模型注射氟喹诺酮类药物：众所周知，使用氟喹诺酮类药物会诱发严重的肌腱病变，可能会导致肌腱完全破坏[62-65]。单次给药300 mg/kg或900 mg/kg的培氟沙星（PFLX）[7]或900 mg/kg的氧氟沙星（OFLX）均可使小鼠腱鞘和跟腱的促炎细胞浸润，从而导致胶原纤维的破坏[66]。使用

PFLX 或 OFLX 后，成纤维细胞出现细胞核破碎，并出现死亡细胞征象；这种情况在 OFLX 病例中并不严重，而在 PFLX 病例中则很严重[64-66]。有作者对不同氟喹诺酮类药物可能产生的影响进行了分析，发现不同的测试药物间存在明确的变异性[67]。在各种情况下，至少在小鼠身上，氟罗沙星（FLX）和 PFLX 似乎是毒性更强的氟喹诺酮类药物，可以对跟腱造成更严重的损伤。其他氟喹诺酮类药物的毒性较小，仅在 300～900 mg/kg 剂量时才对肌腱造成损伤，而诺氟沙星、环丙沙星和托氟沙星直到 900 mg/kg 剂量时才对肌腱结构产生不良影响[44]。进一步研究表明，PFLX 和 FLX 对肌腱的损伤机制表现为抑制蛋白多糖的合成和诱导胶原的氧化损伤[67]。因此，我们可以得出结论，在小鼠身上使用氟喹诺酮类药物（特别是 PFLX 和 FLX），会诱发与人类肌腱相似的肌腱病变特征（损伤和水肿）[68]。然而，在小鼠体内注射氟喹诺酮类药物与人类相比有几个重要的区别。主要区别在于，在小鼠身上注射氟喹诺酮类药物不会出现像人类一样的肌腱破坏[65]。此外，与小鼠相比，对于人类即使低剂量似乎也会对肌腱结构产生更严重的影响。根据这些数据，我们可以肯定氟喹诺酮类药物激发了几种特异性反应的假设，这些反应在人类身上诱发了严重的肌腱病变（小鼠无此现象）；这使得小鼠模型在重现由这种药物诱导的肌腱病的影响方面不那么有意义。

1.4.4　肌腱病的体内机械诱导模型

从文献得知，肌腱病的病因大都是过度使用[69-72]；因此，肌腱病机械诱导模型已被大量且广泛使用。机械模型之所以能够诱导慢性肌腱病而不是化学诱导模型中的急性肌腱病，主要是利用过度使用原理。因此，机械模型的应用显然是更费时费力的。在文献中，我们发现了五类体内肌腱病的机械诱导模型，我们将简要说明其主要特点。

1.4.5　基于电刺激的肌腱病机械诱导模型

外源性电刺激会引起肌肉收缩并导致屈伸运动，从而对相关肌腱造成机械负荷。贝克曼（Backman）及其同事[13]通过使用电刺激（ES），成功在动物模型上重现了与在人类具有类似特征的肌腱病变过程。对兔子三头肌的 ES 可导致肌腱退变，并伴有新生毛细血管和促炎细胞浸润。此外，仲间（Nakama）及其同事[73]和阿松迪（Asundi）及其同事[74]通过对兔子的趾深屈肌进行电刺激获得了类似的结果。因此，ES 是一个具有令人满意的重复性和可控实验时间的肌腱病机械诱导模型。重要的是要知道，一些作者指出在实验肌腱的不同区域，ES 可能产生不同的影响[73, 74]。此外，在某些情况下[75]，在未接受 ES 的对侧肌腱中也出现了肌腱病，这让人对基于 ES 实验方案的控制条件产生怀疑。

1.4.6　基于下坡跑台运动的肌腱病机械诱导模型

在老鼠身上进行的几项实验证明，在跑步机（下坡跑台运动，DTR）上进行的下坡跑，坡度为 10%，速度为 17 km/h，频率为每天 1 小时，每周 5 天，持续时间可变，会引起冈上肌腱的严重结构改变[76, 77]。在肌腱上观察到的变化包括细胞数量增加、细胞畸形、胶原纤维紊乱和肌腱横截面积增加，这种结构变化在 4~16 周期间明显。除了这些结构改变外，COX-2 的基因表达在 8 周后明显增加，约 16 周后趋于正常，而 VEGF 值在整个 16 周内增加。这些数据证明了炎症现象和新生血管形成。用 DTR 法进行的其他实验表明，白介素 –18（IL–18）、白介素 –15（IL–15）和白介素 –6（IL–6）[78]的表达增加，细胞凋亡过程中介质的表达增加和热休克蛋白（HSP）[3]的水平增加[3]。一般来说，DTR 法可被认为是肌腱病机械诱导的有效方法。从实用的角度来看，该方法存在实验周期长、必须诱导肌腱疾病改变和豚鼠训练难度大等缺点。此外，小鼠的 DTR 似乎只影响冈上肌腱，而不是跟腱[79]。

1.4.7　基于上坡跑台运动的肌腱病机械诱导模型

由于使用 DTR 方法进行的实验无法在小鼠中显示跟腱的肌腱病诱导，一些作者[80]介绍了一种基于上坡跑台运动（UTR）的实验方法。通过使用 UTR 法，

---

3. 热休克蛋白（HSP）是一类功能相关蛋白，参与其他蛋白的折叠和展开。

格雷布鲁克（Glazebrook）[80] 在小鼠跟腱上发现胶原纤维紊乱，新生血管现象及成纤维细胞增加。因此，与 DTR 法相比，UTR 法更适用于诱导小鼠跟腱病变。UTR 法在诱导跟腱病变方面更有效的原因可以解释为，上坡跑台运动需要涉及复杂肌腱的离心运动[81]，显示肌腱进一步损伤[82-84]。

1.4.8　基于疲劳的肌腱病机械诱导模型

肌腱病最常见的病因之一是肌腱的慢性超负荷，它能改变与同一种肌腱病暴发相关的基因应答。换言之，疲劳现象可能是在这种情况下暴发的肌腱病过程的第一推动者。孙（Sun）和他的同事[85] 通过对小鼠髌腱施加 1 Hz 频率、1~35 N 量级的周期性负荷来诱导疲劳现象，成功地诱发了一系列的微结构损伤，并上调了 MMP-13 和 IL-1β。冯（Fung）和他的同事[86] 用同样的方法证明了疲劳诱导水平与基质和胶原纤维结构损伤之间的联系，并强调了 Ⅲ 型和 V 型胶原表达的增加。因此，基于疲劳诱导的机械模型能够在小鼠肌腱上诱发可重复、可控的结构损伤，显示了无法用急性方法或通过施加单一负荷诱导此类损伤，即使是及时重复施加单一负荷，而不是通过像人类身上一样典型的慢性、间歇性的机械应力。

1.4.9　基于弃用的肌腱病机械诱导模型

尽管不活动的影响尚未被充分认识，但一些研究表明，不活动可能会导致肌腱病变[87, 88]；基于这个原因，在文献中我们可以发现，以"弃用"为基础的肌腱病机械诱导模型。奈川（Nakagawa）团队[89] 在研究中运用该"弃用模型"，他们通过一种特殊的悬挂方式禁用了实验组小鼠的后肢活动，一段时间后发现，实验组小鼠的跟腱胶原纤维厚度较对照组下降。然而，该实验的结果是无效的，因为在悬挂期间动物生长减缓，而这可能会导致胶原纤维的连续生长也减慢。由于在人类中并不是所有的肌腱疾病都是由过度使用引起的，因此，充分理解"弃用"在肌腱病发病机制中的影响具有重要意义；在这种环境下我们有必要进行更深入更进一步的研究。

1.5 冰山理论

为了完善炎症现象和退变现象之间的相互关系（实际上，我们对这一关系的理解认识并不充分），阿巴特（Abate）和他的同事[2] 所提出的"冰山理论"引起了我们的极大兴趣。根据冰山理论（图 1.1），在肌腱病中发生的一系列事件在许多情况下是重叠的，就像一座拥有诸多层级的冰山一般。冰山的底部代表在生理条件下发生于肌腱上的一切。在肌腱病初期，我们可将其分为两个阶段：无症状期和有症状期，这种划分意味着疼痛是一种警报症状，标志着疾病从第一阶段进展到第二阶段。首先要考虑的事实是，在第一阶段（也可称之为非超敏阶段）对受检者进行影像学检查是极不可能的，因此冰山的最底部往往未被探知。体育锻炼如果做得好并且达到了某一限度，将极大地增加肌腱的机械抵抗力，但超过这一限度（我们可将其理解为一个真正的"断

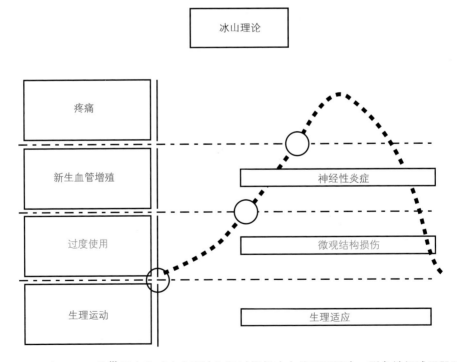

图 1.1　由 Abate 等[2] 提出的"冰山理论"通过假想冰山的不同层次，形象地阐述了肌腱病发病的级联现象，这座"冰山"的底部由正常的生理状态构成，其顶部代表了疼痛症状的发生（来自 Abate et al.[2]，已修正）

点"），可能会激活微创伤机制，它一旦被激活可能会导致出现两种截然不同的现象：

（1）受到微创伤的肌腱得到了充足的再生间期——不一定要大幅度减少体力活动，可以简单地保持正确的工作量，允许肌腱的再生过程战胜其创伤过程。这样，肌腱组织就能够保持其功能平衡。

（2）受到微创伤的肌腱未得到一个充足的再生间期，此时肌腱的再生组织上会存在明显的组织破坏现象，肌腱结构开始朝着明显肌腱病的方向发展。

根据对冰山的初步探索，我们可以得出两点考虑：①肌腱病的定义也许是在肌腱承受生理负荷时，其自身修复过程和微损伤过程间的平衡被打破的状态。②生理负荷允许肌腱达到内稳态，非生理负荷则负责破坏这种微妙的平衡，而这两者之间的界线是极不稳定的。

一旦这种再生和破坏间的现有平衡被打破，并因此向肌腱病发生倾斜，将协助促炎性细胞因子、促血管生成因子和自由基产生致病性级联反应，从而导致肌腱结构的逐步退变，可伴随神经细胞增殖，而神经细胞增殖是导致痛觉超敏症状的原因。

1.6　结论

得益于文献中的各种研究数据及对"冰山理论"正确客观的解释，我们必须做出的最后考量是：不一定要排除炎症或退变过程，相反地，在肌腱病的致病级联反应中炎症和退变过程可能会同时出现。所以，与肌腱炎、肌腱退变的定义相比，肌腱病这一术语似乎更加合适，并且能够描述肌腱在功能性疾病的状况下，所经历的复杂的生物和结构重组。

参考文献

［1］Andres BM, Murrell GA （2008）Treatment of tendinopathy: what works, what does not, and what is on the horizon. Clin Orthop Relat Res 466（7）: 1539-1554.

［2］Abate M, Silbernagel KG, Siljeholm C, Di Iorio A, De Amicis D, Salini V, Werner S, Paganelli R （2009）Pathogenesis of tendinopathies: inflammation or degeneration? Arthritis Res

Ther 11（3）：235.

[3] Alfredson H, Ljung BO, Thorsen K, Lorentzon R （2000） In vivo investigation of ECRB tendons with microdialysis technique–no signs of inflammation but high amounts of glutamate in tennis elbow. Acta Orthop Scand 71（5）：475–479.

[4] Alfredson H, Forsgren S, Thorsen K, Lorentzon R （2001） In vivo microdialysis and immunohistochemical analyses of tendon tissue demonstrated high amounts of free glutamate and glutamate NMDAR1 receptors, but no signs of inflammation, in Jumper's knee. J Orthop Res 19（5）：881–886.

[5] Tallon C, Maffulli N, Ewen SW （2001） Ruptured Achilles tendons are significantly more degenerated than tendinopathic tendons. Med Sci Sports Exerc 33（12）：1983–1990.

[6] Khan KM, Maffulli N, Coleman BD, Cook JL, Taunton JE （1998） Patellar tendinopathy: some aspects of basic science and clinical management. Br J Sports Med 32（4）：346–355.

[7] Hashimoto T, Nobuhara K, Hamada T （2003） Pathologic evidence of degeneration as a primary cause of rotator cuff tear. Clin Orthop Relat Res 415：111–120.

[8] Maffulli N, Wong J, Almekinders LC （2003） Types and epidemiology of tendinopathy. Clin Sports Med 22（4）：675–692.

[9] Kader D, Saxena A, Movin T, Maffulli N （2002） Achilles tendinopathy: some aspects of basic science and clinical management. Br J Sports Med 36（4）：239–249.

[10] Józsa L, Kannus P （1997） Human tendon. Anatomy, physiology and pathology. In: Human Kinetics （ed） Champaign.

[11] Paavola M, Kannus P, Järvinen TA, Khan K, Józsa L, Järvinen M（2002）Achilles tendinopathy. J Bone Joint Surg Am 84–A（11）：2062–2076.

[12] Maffulli N, Sharma P, Luscombe KL （2004） Achilles tendinopathy: aetiology and management. J R Soc Med 97（10）：472–476.

[13] Backman C, Boquist L, Fridén J, Lorentzon R, Toolanen G （1990） Chronic Achilles paratenonitis with tendinosis: an experimental model in the rabbit. J Orthop Res 8（4）：541–547.

[14] Archambault JM, Hart DA, Herzog W （2001） Response of rabbit Achilles tendon to chronic repetitive loading. Connect Tissue Res 42（1）：13–23.

[15] Williams IF, McCullagh KG, Goodship AE, Silver IA （1984） Studies on the pathogenesis of equine tendonitis following collagenase injury. Res Vet Sci 36（3）：326–338.

[16] Marr CM, McMillan I, Boyd JS, Wright NG, Murray M （1993） Ultrasonographic and histopathological findings in equine superficial digital flexor tendon injury. Equine Vet J 25

（1）：23–29.

[17] Xu Y, Murrell GA （2008） The basic science of tendinopathy. Clin Orthop Relat Res 466（7）：1528–1538.

[18] Smith MM, Sakurai G, Smith SM, Young AA, Melrose J, Stewart CM, Appleyard RC, Peterson JL, Gillies RM, Dart AJ, Sonnabend DH, Little CB （2008） Modulation of aggrecan and ADAMTS expression in ovine tendinopathy induced by altered strain. Arthritis Rheum 58 （4）：1055–1066.

[19] Yang G, Im HJ, Wang JH （2005） Repetitive mechanical stretching modulates IL–1beta induced COX–2, MMP–1 expression, and PGE 2 production in human patellar tendon fibroblasts. Gene 363：166–172.

[20] Varga J, Diaz–Perez A, Rosenbloom J, Jimenez SA （1987） PGE2 causes a coordinate decrease in the steady state levels of fibronectin and types I and Ⅲ procollagen mRNAs in normal human dermal fibroblasts. Biochem Biophys Res Commun 147（3）：1282–1288.

[21] Riquet FB, Lai WF, Birkhead JR, Suen LF, Karsenty G, Goldring MB （2000） Suppression of type I collagen gene expression by prostaglandins in fibroblasts is mediated at the transcriptional level. Mol Med 6（8）：705–719.

[22] Thampatty BP, Im HJ, Wang JH （2006） Leukotriene B4 at low dosage negates the catabolic effect of prostaglandin E2 in human patellar tendon fibroblasts. Gene 372：103–109.

[23] Cilli F, Khan M, Fu F, Wang JH （2004） Prostaglandin E2 affects proliferation and collagen synthesis by human patellar tendon fibroblasts. Clin J Sport Med 14（4）：232–236.

[24] Alfredson H, Pietilä T, Jonsson P, Lorentzon R （1998） Heavy–load eccentric calf muscle training for the treatment of chronic Achilles tendinosis. Am J Sports Med 26（3）：360–366.

[25] Alfredson H, Bjur D, Thorsen K, Lorentzon R, Sandström P （2002） High intratendinous lactate levels in painful chronic Achilles tendinosis. An investigation using microdialysis technique. J Orthop Res 20（5）：934–938.

[26] Petersen W, Pufe T, Zantop T, Tillmann B, Mentlein R （2003） Hypoxia and PDGF have a synergistic effect that increases the expression of the angiogenetic peptide vascular endothelial growth factor in Achilles tendon fibroblasts. Arch Orthop Trauma Surg 123（9）：485–488.

[27] Pufe T, Petersen WJ, Mentlein R, Tillmann BN （2005） The role of vasculature and

angiogenesis for the pathogenesis of degenerative tendons disease. Scand J Med Sci Sports 15 （4）：211–222.

[28] Sato Y, Abe M, Tanaka K, Iwasaka C, Oda N, Kanno S, Oikawa M, Nakano T, Igarashi T（2000） Signal transduction and transcriptional regulation of angiogenesis. Adv Exp Med Biol 476： 109–115.

[29] Qi JH, Ebrahem Q, Moore N, Murphy G, Claesson–Welsh L, Bond M, Baker A, Anand–Apte B （2003） A novel function for tissue inhibitor of metalloproteinases–3 （TIMP3）： inhibition of angiogenesis by blockage of VEGF binding to VEGF receptor–2. Nat Med 9（4）：407–415. Epub 2003 Mar 24.

[30] Li Z, Yang G, Khan M, Stone D, Woo SL, Wang JH （2004） Inflammatory response of human tendon fibroblasts to cyclic mechanical stretching. Am J Sports Med 32（2）：435– 440.

[31] Almekinders LC, Banes AJ, Ballenger CA （1993） Effects of repetitive motion on human fibroblasts. Med Sci Sports Exerc 25（5）：603–607.

[32] Wang JH, Jia F, Yang G, Yang S, Campbell BH, Stone D, Woo SL （2003） Cyclic mechanical stretching of human tendon fibroblasts increases the production of prostaglandin E2 and levels of cyclooxygenase expression： a novel in vitro model study. Connect Tissue Res 44（3–4）：128–133.

[33] Wang JH, Li Z, Yang G, Khan M （2004） Repetitively stretched tendon fibroblasts produce inflammatory mediators. Clin Orthop Relat Res 422：243–250.

[34] Binderman I, Shimshoni Z, Somjen D （1984） Biochemical pathways involved in the translation of physical stimulus into biological message. Calcif Tissue Int 36（Suppl 1）： S82–S85.

[35] Sumpio BE, Banes AJ, Link GW, Iba T （1990） Modulation of endothelial cell phenotype by cyclic stretch： inhibition of collagen production. J Surg Res 48（5）：415–420.

[36] Brighton CT, Strafford B, Gross SB, Leatherwood DF, Williams JL, Pollack SR （1991） The proliferative and synthetic response of isolated calvarial bone cells of rats to cyclic biaxial mechanical strain. J Bone Joint Surg Am 73（3）：320–331.

[37] Banes AJ, Tsuzaki M, Yamamoto J, Fischer T, Brigman B, Brown T, Miller L （1995） Mechanoreception at the cellular level： the detection, interpretation, and diversity of responses to mechanical signals. Biochem Cell Biol 73（7–8）：349–365.

[38] Birukov KG, Shirinsky VP, Stepanova OV, Tkachuk VA, Hahn AW, Resink TJ, Smirnov VN （1995） Stretch affects phenotype and proliferation of vascular smooth muscle cells. Mol

Cell Biochem 144（2）：131–139.

［39］Matyas JR, Anton MG, Shrive NG, Frank CB （1995） Stress governs tissue phenotype at the femoral insertion of the rabbit MCL. J Biomech 28（2）：147–157.

［40］Cheng GC, Libby P, Grodzinsky AJ, Lee RT （1996） Induction of DNA synthesis by a single transient mechanical stimulus of human vascular smooth muscle cells. Role of fibroblast growth factor–2. Circulation 93（1）：99–105.

［41］Brown TD （2000） Techniques for mechanical stimulation of cells in vitro：a review. J Biomech 33（1）：3–14.

［42］Hsieh AH, Tsai CM, Ma QJ, Lin T, Banes AJ, Villarreal FJ, Akeson WH, Sung KL （2000） Time–dependent increases in type–Ⅲ collagen gene expression in medical collateral ligament fibroblasts under cyclic strains. J Orthop Res 18（2）：220–227.

［43］Dike LE, Chen CS, Mrksich M, Tien J, Whitesides GM, Ingber DE （1999） Geometric control of switching between growth, apoptosis, and differentiation during angiogenesis using micropatterned substrates. In Vitro Cell Dev Biol Anim 35（8）：441–448.

［44］Dirks RC, Warden SJ （2011） Models for the study of tendinopathy. J Musculoskeletal Neuronal Interact 11（2）：141–149.

［45］Devkota AC, Weinhold PS （2005） A tissue explant system for assessing tendon overuse injury. Med Eng Phys 27（9）：803–808.

［46］Devkota AC, Tsuzaki M, Almekinders LC, Banes AJ, Weinhold PS （2007） Distributing a fixed amount of cyclic loading to tendon explants over longer periods induces greater cellular and mechanical responses. J Orthop Res 25（8）：1078–1086.

［47］Lavagnino M, Arnoczky SP, Tian T, Vaupel Z （2003） Effect of amplitude and frequency of cyclic tensile strain on the inhibition of MMP–1 mRNA expression in tendon cells：an in vitro study. Connect Tissue Res 44（3–4）：181–187.

［48］Provenzano PP, Heisey D, Hayashi K, Lakes R, Vanderby R Jr （2002） Subfailure damage in ligament：a structural and cellular evaluation. J Appl Physiol 92（1）：362–371.

［49］Wren TA, Lindsey DP, Beaupré GS, Carter DR （2003） Effects of creep and cyclic loading on the mechanical properties and failure of human Achilles tendons. Ann Biomed Eng 31（6）：710–717.

［50］Majima T, Marchuk LL, Sciore P, Shrive NG, Frank CB, Hart DA （2000） Compressive compared with tensile loading of medial collateral ligament scar in vitro uniquely influences mRNA levels for aggrecan, collagen type II, and collagenase. J Orthop Res 18（4）：524–531.

［51］Arnoczky SP, Tian T, Lavagnino M, Gardner K（2004）Ex vivo static tensile loading inhibits MMP-1 expression in rat tail tendon cells through a cytoskeletally based mechanotransduction mechanism. J Orthop Res 22（2）：328-333.

［52］Warden SJ（2007）Animal model for the study of tendinopathy. Br J Sports Med 41（4）：232-240.

［53］Foland JW, Trotter GW, Powers BE, Wrigley RH, Smith FW（1992）Effect of sodium hyaluronate in collagenase-induced superficial digital flexor tendinitis in horses. Am J Vet Res 53（12）：2371-2376.

［54］Soslowsky LJ, Carpenter JE, DeBano CM, Banerji I, Moalli MR（1996）Development and use of an animal model for investigations on rotator cuff disease. J Shoulder Elbow Surg 5（5）：383-392.

［55］Lui PP, Fu SC, Chan LS, Hung LK, Chan KM（2009）Chondrocyte phenotype and ectopic ossification in collagenase-induced tendon degeneration. J Histochem Cytochem 57（2）：91-100.

［56］Fu SC, Chan KM, Chan LS, Fong DT, Lui PY（2009）The use of motion analysis to measure pain-related behaviour in a rat model of degenerative tendon injuries. J Neurosci Methods 179（2）：309-318.

［57］Almekinders LC, Temple JD（1998）Etiology, diagnosis, and treatment of tendonitis：an analysis of the literature. Med Sci Sports Exerc 30（8）：1183-1190.

［58］Stone D, Green C, Rao U, Aizawa H, Yamaji T, Niyibizi C, Carlin G, Woo SL（1999）Cytokineinduced tendinitis：a preliminary study in rabbits. J Orthop Res 17（2）：168-177.

［59］Langberg H, Skovgaard D, Karamouzis M, Bülow J, Kjaer M（1999）Metabolism and inflammatory mediators in the peritendinous space measured by microdialysis during intermittent isometric exercise in humans. J Physiol 515（Pt 3）：919-927.

［60］Sullo A, Maffulli N, Capasso G, Testa V（2001）The effects of prolonged peritendinous administration of PGE1 to the rat Achilles tendon：a possible animal model of chronic Achilles tendinopathy. J Orthop Sci 6（4）：349-357.

［61］Khan MH, Li Z, Wang JH（2005）Repeated exposure of tendon to prostaglandin-E2 leads to localized tendon degeneration. Clin J Sport Med 15（1）：27-33.

［62］McEwan SR, Davey PG（1988）Ciprofloxacin and tenosynovitis. Lancet 2（8616）：900.

［63］Rose TF, Bremner DA, Collins J, Ellis-Pegler R, Isaacs R, Richardson R, Small M（1990）Plasma and dialysate levels of pefloxacin and its metabolites in CAPD patients with peritonitis. J Antimicrob Chemother 25（4）：657–664.

［64］Lee WT, Collins JF（1992）Ciprofloxacin associated bilateral Achilles tendon rupture. Aust N Z J Med 22（5）：500.

［65］Ribard P, Audisio F, Kahn MF, De Bandt M, Jorgensen C, Hayem G, Meyer O, Palazzo E（1992）Seven Achilles tendinitis including 3 complicated by rupture during fluoroquinolone therapy. J Rheumatol 19（9）：1479–1481.

［66］Kato M, Takada S, Kashida Y, Nomura M（1995）Histological examination on Achilles tendon lesions induced by quinolone antibacterial agents in juvenile rats. Toxicol Pathol 23（3）：385–392.

［67］Simonin MA, Gegout-Pottie P, Minn A, Gillet P, Netter P, Terlain B（2000）Pefloxacin-induced achilles tendon toxicity in rodents：biochemical changes in proteoglycan synthesis and oxidative damage to collagen. Antimicrob Agents Chemother 44（4）：867–872.

［68］Kashida Y, Kato M（1997）Characterization of fluoroquinolone-induced Achilles tendon toxicity in rats：comparison of toxicities of 10 fluoroquinolones and effects of anti-infammatory compounds. Antimicrob Agents Chemother 41（11）：2389–2393.

［69］Williams JG（1986）Achilles tendon lesions in sport. Sports Med 3（2）：114–135 .

［70］Khan KM, Maffulli N（1998）Tendinopathy：An Achilles heel for athletes and clinicians. Clin J Sport Med 8（3）：151–154.

［71］Möller M, Movin T, Granhed H, Lind K, Faxén E, Karlsson J（2001）Acute rupture of tendon Achilles. A prospective randomised study of comparison between surgical and non-surgical treatment. J Bone Joint Surg Br 83：843–848.

［72］Paavola M, Kannus P, Järvinen M（2005）Epidemiology of tendon problems in sport. In：Mafulli N, Renström P, Leadbedder W（eds）Tendon injury. Springer-Verlag London Limited, London.

［73］Nakama LH, King KB, Abrahamsson S, Rempel DM（2005）Evidence of tendon microtears due to cyclical loading in an in vivo tendinopathy model. J Orthop Res 23（5）：1199–1205.

［74］Asundi KR, King KB, Rempel DM（2008）Evaluation of gene expression through qRT-PCR in cyclically loaded tendons：an in vivo model. Eur J Appl Physiol 102（3）：265–270.

［75］Andersson G, Forsgren S, Scott A, Gaida JE, Stjernfeldt JE, Lorentzon R, Alfredson H, Backman C, Danielson P（2011）Tenocyte hypercellularity and vascular proliferation in a rabbit model of tendinopathy：contralateral effects suggest the involvement of central neuronal mechanisms. Br J Sports Med 45（5）：399–406.

［76］ Soslowsky LJ, Thomopoulos S, Tun S, Flanagan CL, Keefer CC, Mastaw J, Carpenter JE（2000）Neer Award 1999. Overuse activity injures the supraspinatus tendon in an animal model：a histologic and biomechanical study. J Shoulder Elbow Surg 9（2）：79–84.

［77］ Perry SM, McIlhenny SE, Hoffman MC, Soslowsky LJ（2005）Inflammatory and angiogenic mRNA levels are altered in a supraspinatus tendon overuse animal model. J Shoulder Elbow Surg 14（1 Suppl S）：79S–83S.

［78］ Millar NL, Wei AQ, Molloy TJ, Bonar F, Murrell GA（2009）Cytokines and apoptosis in supraspinatus tendinopathy. J Bone Joint Surg Br 91（3）：417–424.

［79］ Huang TF, Perry SM, Soslowsky LJ（2004）The effect of overuse activity on Achilles tendon in an animal model：a biomechanical study. Ann Biomed Eng 32（3）：336–341.

［80］ Glazebrook MA, Wright JR Jr, Langman M, Stanish WD, Lee JM（2008）Histological analysis of Achilles tendons in an overuse rat model. J Orthop Res 26（6）：840–846.

［81］ Lindstedt SL, LaStayo PC, Reich TE（2001）When active muscles lengthen：properties and consequences of eccentric contractions. News Physiol Sci 16：256–261.

［82］ Ljungqvist R（1967）Subcutaneous partial rupture of the Achilles tendon. Acta Orthop Scand Suppl 113：1–5.

［83］ Fridén J（1984）Muscle soreness after exercise：implications of morphological changes. Int J Sports Med 5（2）：57–66.

［84］ Stauber WT, Clarkson PM, Fritz VK, Evans WJ（1990）Extracellular matrix disruption and pain after eccentric muscle action. J Appl Physiol 69（3）：868–874.

［85］ Sun HB, Li Y, Fung DT, Majeska RJ, Schaffl er MB, Flatow EL（2008）Coordinate regulation of IL–1beta and MMP–13 in rat tendons following subrupture fatigue damage. Clin Orthop Relat Res 466（7）：1555–1561.

［86］ Fung DT, Wang VM, Andarawis–Puri N, Basta–Pljakic J, Li Y, Laudier DM, Sun HB, Jepsen KJ, Schaffl er MB, Flatow EL（2010）Early response to tendon fatigue damage accumulation in a novel in vivo model. J Biomech 43（2）：274–279.

［87］ Rolf C, Movin T（1997）Etiology, histopathology, and outcome of surgery in achillodynia. Foot Ankle Int 18（9）：565–569.

［88］ Alfredson H, Lorentzon R（2000）Chronic Achilles tendinosis：recommendations for treatment and prevention. Sports Med 29（2）：135–146.

［89］ Nakagawa Y, Totsuka M, Sato T, Fukuda Y, Hirota K（1989）Effect of disuse on the ultrastructure of the Achilles tendon in rats. Eur J Appl Physiol Occup Physiol 59（3）：239–242.

第二章　肌腱的愈合过程

Gian Nicola Bisciotti，Piero Volpi 编

王文　秦胜男　陈亮　译

摘要　尽管肌腱愈合与肌肉愈合在某些方面被认为是相似的，但二者所基于的生物学原理大不相同，特别是在最后的重塑和成熟阶段，肌腱愈合所需的时间要比肌肉长得多。然而，肌腱和肌肉愈合过程的不同不仅仅体现在时间长短上。事实上，肌腱愈合的内、外愈合机制是肌腱愈合过程的一个独特特征，与肌肉愈合机制毫无共同点。因此，了解肌腱愈合过程中的生物学原理至关重要，尤其是肌腱外科手术之后。

2.1　简介

为了更好地理解肌腱愈合过程的生物学原理，本章将对肌腱组织在损伤或手术后的各个愈合阶段进行精细的综述。从生物学意义上全面了解这些不同的阶段，对于充分理解肌腱组织紊乱的发生发展，以及肌腱损伤的解剖结构和功能恢复的可能通路是非常有必要的。

一方面，这一理论的基础也是先决条件，能将肌腱的整个修复过程都完全清晰地顺序化。另一方面，肌腱组织的愈合过程，像其他软组织一样，本质上都是基于三个生物学原理，即再生、修复或两者组合。再生是指一种通过组织新生而实现生物修复的过程，新生组织的结构和基本特征与原始组织相同 [1]。因此，从理论上来说，组织再生是受损软组织的最理想愈合方式，跟骨骼肌组织完全一样 [2, 3]；肌腱愈合得以实现要归功于修复过程，修复过程表现为形成了一个或明显或不太明显的结缔瘢痕组织，其结构和功能特性均逊色于原组织，这又与骨骼肌组织的情况完全一样 [4]。与肌肉组织不同的是，肌腱组织由于血管分布稀少，导致氧气和营养供应不足，从而自我修复能力差，但有些研究者坚持认为肌腱的自我修复能力被低估了 [5-7]。

一般来说，肌腱修复过程分为三个阶段。这三个阶段与骨骼肌修复过程相同，连续但同时极其紧密相连，分别为：①炎症期，损伤后立即开始，一直持续到第 4~7 天；②增殖期，损伤 1 周后起计，直到第 4~6 周；③成熟或重塑期，从增殖期末期开始，可能持续至损伤后 1 年。

正如肌肉组织修复，从一个阶段过渡到另一个阶段的过程非常弹性，在两个不同阶段之间有生物共存的现象。让我们先看一下三个不同的生物学阶段，然后再简单地对这些阶段的原理进行详细的描述。

2.2 炎症期

炎症期也称渗出期，急性创伤后即开始，是结构损伤的一种生理应答反应。血管网受损后，血液、血浆和组织液渗入受损处。损伤区域的血小板与创伤暴露的胶原相连，释放磷脂，从而激发凝血机制 [8]。创伤后约 1 小时，在损伤区域可以观察到与受损胶原纤维相互交联的纤维蛋白和纤维连接蛋白 [9, 10]。

由此形成一种纤细的胶状结构，起类似于"软木塞"的作用，尽管这种结构仍很脆弱，但在任何情况下，都可以阻止局部出血，并在力学上为损伤的肌腱纤维在承受拉力时提供支撑，这些过程都在损伤后的第一阶段发生。在几个小时内，损伤区域有大量白细胞迁入，如多形核白细胞和单核细胞。这种细胞浸润在创伤后 24 小时内就会出现，持续 2~3 天。炎症期时间相对较短，约 1 周 [8, 11, 12]。损伤区域内产生一些被称作趋化因子的特殊物质，吸引细胞因子、多形核白细胞、单核细胞和巨噬细胞迁移至受损处。在这些趋化因子中，由肥大细胞、颗粒白细胞和血小板释放的组胺尤为突出。组胺增加血管通透性，起扩张血管的作用。除组胺外，纤维连接蛋白也很特别，对白细胞和巨噬细胞起趋化作用；还有缓激肽，不仅可以增加血管通透性，还可以刺激炎症期前列腺素的释放。缓激肽反过来也受前列腺素的影响，尤其是增加血管通透性的前列腺素 E（PGE）和可以吸引白细胞的前列腺素 E_2（PGE_2）。肌腱损伤后，即刻可观察到肌腱细胞内 DNA 迅速增加，然后在随后的增殖、重塑和成熟期稳定下来[13-15]。在炎症期的末期，PGE 和 PGE_2 可能会启动一个早期持续性的修复过程，同时启动炎症反应，这为不同阶段如何经常重叠提供了第一个示例。促炎性细胞的主要任务之一是清除损伤部位的坏死和垃圾产物，只有这些被完全清除后，或损伤后 5~7 天，增殖期才有可能完全开始。正如前面已经提到的，炎症期、增殖期和最后的成熟期之间并不存在清晰的界限；但是，可观察到生物活性是连续的，意味着不同阶段的相互重叠。若干研究表明，炎症期所呈现出的不同特征对肌腱愈合的成功或失败都很关键[16]。例如，在动物模型中，中性粒细胞加速切割伤的愈合[16]，但对手术修复后的肌腱愈合并无影响[17]。巨噬细胞枯竭不利于皮肤愈合，导致胶原沉积和血管生成减少[18, 19]。然而，文献报道对此仍有争议。事实上，一方面，一些研究者指出巨噬细胞的激活可能代表着新的、有趣的组织修复治疗方法，如缺血对心脏组织的损害[20]；而另一方面，其他研究表明巨噬细胞枯竭意味着手术重建后腱骨界面形态和力学性能都有实质性的改善[21]。这种对中性粒细胞和巨噬细胞在肌腱修复过程中作用的不确切认识，可能可以确认，至少部分确认，炎症期一种分子可能有各种各样的作用，同时，不同分子的作用可能在本质上相互重叠[22]。考虑到这一点，联想到不同级别的损伤的严重程度可能决定巨噬细胞的不同激活状态[23, 24]，或者归纳为：

（1）第一种激活方式称为"先天"，由内毒素或干扰素－γ（IFN-γ）诱导因子触发，与前炎症状态和白介素 6（IL-6）、白介素－1β（IL-1β）和肿瘤坏死因子－α（TNF-α）的产生有关。

（2）第二种炎症模式称为"经典"，在 IL-4 和 IL-23 以及转化生长因子（transforming growth factor，TGF）-β、TGF-α、碱性成纤维细胞生长因子、血小板源生长因子（platelet-derived growth factor，PDGF）和血管内皮生长因子等因子的共同作用下激活。

事实上，一些研究，即使是初步研究，也表明巨噬细胞的激活相当复杂，复杂程度取决于同一个巨噬细胞暴露在刺激下，不同生物刺激的相互作用和不同组合[25]。炎症期的消退最终是由成纤维细胞活性调节，成纤维细胞活性起实质性的作用，使浸润的白细胞迈向凋亡并通过淋巴循环离开组织[26]。此外，必须注意的是，一些研究报告指出，在慢性肌腱病合并明显的血管增生，并且主诉有明显的过敏症状的患者中，炎症期可观察到肥大细胞增多。由于肥大细胞内有大量富含肝素、组胺和类胰蛋白酶[1]的小颗粒，肥大细胞在脱颗粒期参与释放 b 物质时释放组胺和类胰蛋白酶，这是引发过敏症状的原因[27-29]。

2.3 增殖阶段

损伤区域内成纤维细胞、肌成纤维细胞[2]和内皮细胞的聚集表明增殖期开始[30-33]。血小板和巨噬细胞分泌的生长因子促进了这些细胞的迁移和增殖[8]。新生毛细血管在这个阶段开始增殖，并与先前已存在的毛细血管网在功能上开始通信。

在增殖期，可能来自同一肌腱、外膜、腱鞘和腱旁组织[34]的成纤维细胞和肌成纤维细胞，增殖活性很强并合成细胞外基质。碱性成纤维细胞生长因子最重要的作用是调节损伤区域内细胞增殖和血管生成[35]。新生毛细血管成纤维细胞和肌成纤维细胞与细胞外基质相互作用形成肉芽组织，炎症期形成的类似胶状的物质"软木塞"被更稳定的结构所取代。同时，纤维连接蛋白也更有利于成纤维细胞的迁移和黏附。虽然只有在损伤后第 3 周才能观察到胶原合成明显增多，但在增殖期的初期，更确切地说，从损伤后第 7 天开始，成纤维细胞就分泌细胞外基质中的糖胺聚糖（主要是透明质酸）和Ⅲ型胶原。然而，新形成的胶原纤维既没有与原组织一致的有序结构，也没有清晰的解剖学朝向。Ⅰ型胶原在增殖期的末期才显现出来，持续到成熟期和重塑期的末期[2]。Ⅰ型胶原在第 12~14 天开始取代Ⅲ型胶原，同时肉芽组织进一步成熟，形成结构坚固的瘢痕组织。在这个阶段，可以观察到氧化酶活性下降、厌氧酶活性明显上升[4]。有趣的是，在骨骼肌受伤后的几小时内，损伤区域内受

---

1. 类胰蛋白酶是一种存在于肥大细胞颗粒中的蛋白水解酶。
2. 肌成纤维细胞是结缔组织细胞，具有与平滑肌相似的收缩能力。1970 年，人们才认识到这些细胞在伤口愈合、组织纤维化和病理性筋膜挛缩过程中发挥重要作用。它们的进化一般发生在正常成纤维细胞到原肌成纤维细胞，直到完全分化成肌成纤维细胞，而最终的凋亡是由机械张力、细胞因子和细胞外基质中的特异性蛋白所决定的。

伤肌肉静息时的耗氧量急剧增加，造成了氧气补给和需求之间的不平衡，这导致受损区域内 O_2 张力迅速下降，及乳酸在受损区域的聚集。肌腱组织的增殖期大约持续 3~6 周，然后逐渐被成熟期和重塑期所取代。

2.4 重塑和成熟阶段

就时间上而言，最后的重塑期和成熟期耗时最长，可从受伤之日起持续 1 年的时间 [8]。在重塑期，巨噬细胞、成纤维细胞、成肌细胞和毛细血管的数量以一种缓慢的、循序渐进的方式减少，合成活性也随之下降。瘢痕组织变得不那么致密，毛细血管减少，基质也失去了一定的流动性。在这个阶段，纤维组织首先逐步替代修复性颗粒组织，从第 10 周开始，肌腱组织再进一步替代纤维组织 [36]。此外，糖胺聚糖的数量慢慢减少，分布也因此改变。肌腱胶原的结构变得不再致密，Ⅰ型胶原成为主要组分。总而言之，在这最后的第三阶段，机体协助新生的胶原纤维重塑，直到这些纤维不再形成牢固的永久结构 [1, 2]。

损伤发生后，胶原的完全成熟和纤维的重新排列通常需要 5~6 个月的时间。在重塑阶段接近尾声时，成纤维细胞停止生物合成，将自己转变为纤维细胞。尽管这种重塑过程很强大，但创伤导致的生物力学和生化性能的丢失可能永远无法恢复 [1, 2, 37]。肌腱的抗拉强度可能会降低超过 30% [1, 2, 37]，而重塑后的结构可能会出现胶原分布不均：Ⅲ型和Ⅴ型胶原增加伴随着Ⅰ型胶原减少、纤维排列不齐，以及含水量、DNA 和蛋白多糖的表达均下降 [33]。有趣的是，上述机制其实是蛋白水解过程。蛋白水解的激活其实是组织生长和维持过程中必不可少的生物组分，更不用提适应和修复过程。损伤后，蛋白水解对于去除受损基质和瘢痕区域的重塑都是必需的 [38]。

2.5 神经反应在肌腱愈合过程中的作用

在任何性质的创伤之后，有机体的初始压力都体现在神经症状中。尽管肌腱本身基本上没有神经成分 [39]，受腱内膜和腱鞘的无髓神经支配的轴突接收损伤产生的分子物质，并由此传递信号，通过免疫反应来调节传出的神经反应[40]。因此，神经系统在肌腱修复过程中起着至关重要的作用；这表现在降钙素基因相关肽（calcitonin generelated peptide，CGRP）、P 物质[40-42]或神经生长因子（nerve growth foctor，NGF）[43]改善了动物模型中肌腱的修复，而去神经化分别破坏和延迟了小鼠和家兔中内侧副韧带和跟腱的组织修复。事实上，一个被剥夺神经的解剖系统明显不具备生理能力。例如，在修复期不能将来自组织的各种各样的生物请求进行整合。另一方面，软骨修复能力有限本质上也是由于其是无神经和无血管的结构[45]。神经和血管在肌腱修复中采用相互合作的策略。例如，在小鼠身上，可观察到在增殖期，神经和血管是如何从腱内膜一起增殖的；而在重塑阶段，可观察到修复组织周边区域相比修复区域本身有很强的新生神经支配。这种新的神经支配旨在减少重塑阶段的血管生成[39]。

2.6 细胞凋亡在肌腱愈合重塑与成熟阶段的作用

为恢复损伤后组织的内环境稳定，新生成纤维细胞必须被清除[47]。成纤维细胞的数量通常增长到损伤后第 4 天，然后持续下降。在肌腱的愈合过程中，成纤维细胞的数量一直都保持在基本值的 6~7 倍左右。成纤维细胞活性的显著增加是合乎情理的，因为成纤维细胞在 ECM 的沉积和重塑过程中起至关重要的作用；然而，这也表明这一系列的变化必须在肌腱愈合的最后阶段恢复正常。有的研究者提出假设，成纤维细胞的下降是由于细胞凋亡，细胞凋亡的典型特征是染色质浓缩、碎裂，细胞外壳周围形成团块，细胞骨架遭到破坏[47-49]。所有这些现象都表明核壳和细胞膜在收缩，促使细胞程序性的自我消亡。然后，凋亡细胞被一种胱天蛋白酶（在活性部位含有半胱氨酸的一组蛋白酶）起关键调节作用的沉默生理机制清除。大量研究证明，不管是人还是动物，体内还是体外，肌腱成纤维细胞都存在凋亡现象[49-51]。电磁场[52]、氧化应激[53]和氟喹诺酮类药物[54]都能诱导培养中的肌腱成纤维细胞发生凋亡。在动物模型中，结构完好和生理健康的肌腱组织内细胞凋亡率似乎非常低（0.56%~1.3%）[51]，而在肌腱病中则高得多[55]。与之相反的是，在没有疾病的人的肌腱组织中，可观察到相当多数量的凋亡细胞；其中，正在重塑部位上的肌腱细胞凋亡率约为 35%，肌腱细胞的平均凋亡率为 26%[56]。由于肌腱中的细胞凋亡比例在肌腱病中与健康肌腱中并没有什么不同，可以说是 34% 比 35%[56]，我们可以合理地假设，在人类中，凋亡现象与肌腱细胞的正常更迭是自然相连的，其中有最复杂的细胞外基质重塑过程，并且这种过程在正常和病理条件下都存在。在肌腱愈合的病理过程中，细胞凋亡参与清除损伤修复部位过度增殖的成纤维细胞。由胱天蛋白酶活性可看出，肌腱修复过程中的细胞凋亡在损伤后第 14 天开始，第 28 天左右达到高峰。也有研究者提出凋亡可能还由其他蛋白介导的假说 [46, 57]。凋亡不仅作用于成纤维细胞，而且作用于肌成纤维细胞，但后者在愈合的最后阶段并不存在 [58, 59]。细胞凋亡是一个相当快的过程，只需要几分钟，最多 1 小时，因此样本测试非常困难，可见一些细胞可能比其他细胞反应更快。也许正因为如此，我们可以解释为什么这方面的研究相对较少，所以有必要对其进行进一步的分析。然而，由于肌腱修复结束时的细胞数量可能是由损伤区域内活细胞和死细胞的比值来表达的，因此深入了解这一比值如何被调控，尤其是细胞凋亡在其中的作用，有助于充分理解肌腱组织修复完成后如何重新达到内环境稳定的具体机制。

2.7　生长因子在肌腱愈合过程中的作用

生长因子（growth factor，GF）在肌腱愈合的各个阶段都起着非常重要的作用，这种作用基于生长因子的特异性靶点和异时性生成。充分了解各种 GF 及其受体在肌腱修复过程中的作用方式和时间，优化肌腱组织修复过程是未来最重要的研究阶段。因此，我们可以接着论述 GF 在肌腱修复的三个阶段中的作用和时机：

PDGF 只在损伤后很短的时间内产生，但刺激其他 GF 生成 [60, 61]。

TGF-β 在炎症期和增殖期都很活跃，但在增殖期起更为重要的作用。通过对其三种亚型的单独分析，可以观察到 TGF-β 是如何促进细胞外基质沉积，以及在纤维化组织的形成过程中如何过度表达的；此外，还可以注意到 TGF-β2 的作用方式与 TGF-β1 相似，以及 TGF-β3 在末期可以改善瘢痕。转化生长因子受体的活性在损伤后第 14 天左右达到峰值，第 56 天左右开始下降[62-64]。

血管内皮生长因子（VEGF）刺激内皮细胞增殖，促进血管生成，增加毛细血管通透性。损伤后第 7 天开始可观察到受损处 VEGF RNA 的表达，第 10 天左右达到顶峰[65, 66]。

一氧化氮合酶（nitric oxide synthase，NOS）[3] 的异构体在肌腱修复的三个阶段通过不同的方式表达[67]（表 2.1）。

表 2.1　修复期主要的细胞和基质变化

时期	主要的细胞和基质改变
受伤后即刻	红细胞通常以小凝块的形式聚集在一起。纤维连接蛋白（1 小时内）和巨噬细胞出现
24 小时后	多形核白细胞、单核细胞和巨噬细胞出现（之前的机械破裂和后来的自发破裂的情况也是如此） 开始合成透明质酸，然后是糖胺聚糖的合成（在任何情况下都是后合成的）
4~5 天	成纤维细胞出现
7 天后	白细胞、巨噬细胞和成纤维细胞活性缓慢和进行性降低 纤维连接蛋白增加 在第 7 天之前没有前胶原出现 从第 7 天开始，胶原在外膜开始合成，但在内皮细胞中不再合成 肉芽组织中出现肌成纤维细胞
2 周	肉芽组织变得更加致密 成纤维细胞（腱母细胞）重排，与肌腱主轴方向一致 修复区域和非修复区域均出现明显的胶原合成 新形成的Ⅲ型胶原（在损伤区内形成）逐渐被Ⅰ型胶原（在损伤区外形成）所取代 随着Ⅰ型胶原取代Ⅲ型胶原，肌腱抗拉强度逐渐增加
4 周	成纤维细胞、肌成纤维细胞和毛细血管的数量开始减少 巨噬细胞的数量明显减少 胶原形成致密的纤维结构
4 周后	重塑和成熟阶段仍在继续，可能持续 4~11 个月

---

3. 一氧化氮合酶是一种几乎无处不在的、分布在组织和生物体中的酶，它催化精氨酸生成一氧化氮，并将其转化为瓜氨酸（尿素循环的中间代谢产物）。

2.8 血管生成在细胞增殖中的作用

高浓度的 GF 和细胞因子，是先由血小板和白细胞，后由巨噬细胞分泌的，可促进几种特殊细胞如内皮细胞、移行成纤维细胞和宿主肌腱细胞的迅速增多。最重要的是，肌腱细胞的增多促进了血管生成[26]。在动物模型中，VEGF-A 过早地出现在外伤导致的肌腱损伤区域[68]，而其他对增殖和血管稳定同样重要的生长因子（如 TGF-β、PDGF-BB 和血管生成素 -1）只能在随后的阶段观察到[69]。

2.9 肌腱的内、外愈合过程

有研究者提出假设，肌腱的愈合过程起源于受损肌腱的两个残端。这一理论称为"内愈合理论"。然而，其他的一些研究将肌腱愈合仅归因于腱包膜中的细胞活动。这第二种理论被称为"外愈合理论"。最后，第三个想法是承认上述两个过程是同等互补的。

2.9.1 外愈合机制

1962 年，波滕扎（Potenza）[70]发现缝合切断的肌腱并加以固定后，组织修复要归功于颗粒状组织的形成，这些颗粒状组织来源于腱包膜，并可见大量的细胞增殖。在腱包膜的修复过程中，作者观察到肌腱组织仍然处于惰性，并由此得出结论，肌腱组织没有任何类型的修复能力。因此，肌腱组织的自我修复能力完全丧失则表明其愈合过程完全依赖瘢痕的形成。其他研究者则假设，肌腱修复过程中的新生血管主要来源于腱旁和其他腱包膜组织，肌腱本身的血管起的作用很小[71]。也有研究者[72]支持这种假设，并验证了肌腱修复得益于周边腱鞘区域，这些区域肌腱成纤维细胞覆盖在肌腱组织的损伤部位。然而，就这种假设而言，一个很明显的现象是：肌腱断裂后功能恢复失败的主要原因之一是由于在缝合区和腱包膜结构之间形成了瘢痕[73]。所以，肌腱的外源性修复建立在形成粘连的基础上，同时粘连极大地限制了肌腱活动性的完全修复，两者是相互矛盾的[74]。其实，从目前来看，肌腱的全部功能在很大程度上取决于其活动性，腱包膜粘连往往必须通过手术清除。必须说明的是，跟腱是一个例外，由于运动减少而最终形成的粘连并不会明显地限制它的功能；但是，当同样情况发生在指腱时，呈现出更大的运动幅度 [75, 76]。

2.9.2 内愈合机制

在波滕扎 [70] 的研究之前，惠尔登（Wheeldon）[77] 就提到了在缝合拇长伸肌腱后，如何利用玻璃纸薄膜重建腱鞘样结构来重建肌腱，并获得肌腱解剖上的完整愈合和功能上的完全恢复，且避免了腱包膜粘连的出现。

不管是在人跟腱断裂后 [73, 74] 还是动物的体内、体外实验 [14, 15, 78-80]，进一步的研究均证实了肌腱具有内在修复能力。所有这些显示肌腱内在愈合能力的实验研究，不管是体内还是体外，都排除了肌腱修复过程中所有可能的外部细胞作用，如循环系统和滑液的影响。这种情况下，吞噬作用是通过外膜成纤维细胞的转化来实现的，而胶原的合成主要是由肌腱内的成纤维细胞完成的，在体内和体外模型中均可见两种细胞向肌腱损伤处的迁移 [81, 82]。在所有的研究模型中，肌腱愈合过程所需的营养作用是由滑液提供的，修复过程也没有粘连形成。与之相反的是，常规的临床实践中，20%~30% 的病例需要对肌腱粘连进行松解 [76]。内、外愈合机制的支持者之间的争论实质上可能通过肌腱内微循环的假说来解决，生成的滑液得以保留要归功于手术处理方式；与此同时，如果损伤的肌腱及时制动（与其修复过程相适应），肌腱细胞便能够开始自我修复程序，并因此启动内修复机制。否则，如果术后肌腱的营养成分供应不足，再额外增加过度制动的话，外修复机制可能比内修复机制更占上风 [83, 84]。无论如何，我们必须谨记，力学刺激对人体肌腱修复的确切效果尚未清晰 [85]。

2.10　新生肌腱的分子基础

尽管尚未有特别的肌腱形态可视为肌腱新生过程的潜在标志，但有证据表明这一过程可能受特定因子激活影响。其中，最多文献报道的是生长和分化因子（GDF）和 scleraxis（Scx）蛋白[4]。GDF 是转化生长因子 – β – 骨形态发生蛋白（TGF– β /BMP）超家族的成员，以可形成同源和异源二聚体[5]的成熟肽的形式分泌[86]。起初的一些研究显示，在小鼠体内 GDF（GDF6 和 GDF7）是如何通过软骨内骨化参与成骨分化过程或如何参与开始于间充质细胞聚集的骨生成过程[67, 87]。

第一次确定 GDF5 是小鼠关节发育标志的研究可以追溯到 1996 年[88]。在这些实验中，研究表明，GDF5 对动物软骨发育过程充分且必要。例如，近来研究发现，在肌腱发育异常的小鼠上，如由于胶原结构改变而导致髌腱发育不全，GDF5 可以促进肌腱生成[89]。不仅如此，最近在 GDF5 缺陷的小鼠和受试者中均观察到，股骨髁部和膝关节内韧带发育不完全[90]。有意思的是，这些受试者膝关节发育区域可见大量的间充质细胞过度凋亡。然而，除非这两项研究都有充分的证据表明 GDF 在关节发育中所起的作用，否则就不能说是与肌腱的形态发生有关。必须一提的是，沃尔夫曼（Wolfman）和科尔（Coll）的一项研究表明，富含 I 型胶原的结缔组织的形成，与肌腱和韧带的新生类似，诱导了人 GDF5、GDF6 和 GDF7 在成年动物的异位表达[91]。沃尔夫曼和科尔还进一步发现，将 GDF5、GDF6 和 GDF7 与 BMP–2 共同植于肌肉内或皮下，有骨和肌腱组织形成，这表明 GDF 即使在 BMP–2 存在和成骨诱导条件下仍具有成肌腱诱导能力[91]。最近的一个研究[92]也提出假设，GDF 在成年动物上对肌腱的再生和新生的作用，与对动物发育过程中肌腱形态的作用是一样的。在小鼠缝合后的肌腱损伤区注射人重组 GDF（rhGDF5）可显著改善肌腱的愈合，与同样切割缝合后但未注射 rh GDF5 的对侧肌腱相比，肌腱有更好的抗张强度和硬度[92]。如果想要利用生长因子（如肌腱组织中的 GDF5）来有效改

4.sclerxis 蛋白(Locus: Chr.8q24.3)是碱性螺旋 – 环 – 螺旋(bHLH)转录因子超家族的成员。它在四肢和躯干的成熟肌腱和韧带中表达，也在它们的祖细胞中表达。Scx 的编码基因在所有介导肌肉与骨结构连接的结缔组织中都有表达，在原始间充质中也有表达。

5. 二聚体是由化学性质相同（同源二聚体）或化学性质不同（杂二聚体）的两个亚基（称为单体）结合而成的分子。

善损伤的软组织，关键在于充分了解考虑各种类型组织的自然愈合过程中发生的所有一系列的临时变化。当肌腱遭受结构性损伤时，损伤区域形成一个血肿，这有助于后续间充质细胞的浸润。众所周知，间充质细胞在组织修复过程中起决定性的作用[85]。一些研究者认为，在血肿形成后注射 GDF 是一种很有用的治疗手段，可以改善肌腱的愈合过程[93]。小鼠跟腱区域注射腺病毒包装的转基因 GDF5 后，与未注射 GDF5 的对侧相比，修复后肌腱的口径和强度都有改善[94]。值得一提的是，在上述实验研究中，修复的肌腱组织内观察到了软骨组织的异常增殖，这表明 GDF5 修复肌腱的过程可能存在干扰。

无论如何，从目前各种研究的争议中依然可以推断，注射 GDF5 可能是促进肌腱新生和改善肌腱修复过程的一个合理的选择；虽然 GDF5 在体内可能会诱导骨和软骨组织新生，这可能会妨碍其在肌腱再生中的作用[95, 96, 97]。但是，GDF 在小鼠体内的作用是剂量依赖性的（300 μg 的 rhGDF5 诱导骨和软骨生成，而 500 μg 仅刺激骨生成），因此对剂量的调节可能是解决上述问题的关键，由此改善肌腱组织的愈合，避免其他无关组织的生成。除了GDF，许多研究还表明 Scx 可能是肌腱新生的标志。Scx 蛋白（scleraxis-locus: Chr. 8q24.3）是碱性螺旋 - 环 - 螺旋（bHLH）转录因子超家族的成员之一，在成熟的肌腱、四肢韧带和躯干及其祖组织均有表达。Scx 蛋白编码的基因在所有介导肌肉与骨结构连接的结缔组织中，及其祖组织的间充质细胞中均有表达。Scx 是肌腱形态发育的最理想的标记物。越来越多的证据表明，它在刺激肌腱新生过程中也同样可以起作用。如前所述，Scx 蛋白是一个含有 bHLH 的转录因子[98]，但它可能与包含"E-box[6]"共有序列的 DNA 序列[7]相连。在小鼠胚胎发育过程中，Scx 蛋白的转录既可以在肌腱组织的生成中观察到，又

---

6. E-box 是一个 DNA 序列，通常位于"启动子区域"中基因的上游。
7. 在分子生物学和生物信息学中，"共有序列"指的是比对较多的序列之后，特定位置上最常见的氨基酸或核苷酸。

可以在被称为 sindetoma 的同一肌腱组织的体节[8]中观察到[99]。序列分析表明，Scx 蛋白含有 bHLH[9] 家族[100] 的所有氨基酸，但碱基区的其他残基与 bHLH 的其他转录因子不同，这提示 Scx 蛋白结合了 E-box[100] 的一个特异性基团。因此，尽管 I 型和 II 型胶原的形成在肌腱原始组织或其他骨和软骨结构中都非常重要，但 Scx 蛋白高水平转录的作用似乎仅限于肌腱组织中[99]。

在解剖部位 Scx 蛋白的表达类似于决定肌肉形态的 MyoD[10] 的表达。这表明 Scx 蛋白在肌腱发育区域的作用与肌肉发育密切相关，但与 MyoD 的作用并不重叠[99]。这提示了改善肌腱愈合因子研究领域的一个重要方面，因为因子的选择很明显不一定落在分子靶点上，同时分子靶点也并不意味着肌肉的新生。

尽管许多研究表明 Scx 蛋白在肌腱形态发生中起积极作用，但 Scx 蛋白是否能够诱导肌腱新生尚不明确。Scx 蛋白与 E12（E 蛋白家族的成员，与 bHLH 蛋白形成异源二聚体，并与 DNA 结合以调节基因表达）以异源二聚体的形式与 E-box 共有序列结合。此外，Scx 蛋白是基因表达的强效反式激活剂[100]。莱哈德（Lèjard）和科尔的一项研究[101] 表明了 Scx 蛋白是如何调节肌腱成纤维细胞 I 型胶原的编码基因 col1a1 的。最近的一个研究中，我们在突变纯合子小鼠（Scx 小鼠）上进行了一项无效等位基因 Scx 蛋白的实验，肌腱的分化和生成都受到强烈干扰[102]。在这些过程中，受干扰的严重程度是不同的，在某些情况下达到了真正的破坏效果，而在另一些情况下，肌腱组织可以大体保持完好。这个研究是基于莱哈德和科尔之前的发现[101]，并且可以证实

---

8. 体节（源自希腊语"soma"，Body-ite），在胚胎学上，是指将脊椎左右两侧的背侧中胚层（或同向异构体）分开的每一节。体节产生的元素将形成躯干皮肤（皮节）、肌肉（肌节）和轴向骨骼（硬化症）的真皮。

9. 生肌调节因子是属于碱性螺旋 – 环 – 螺旋"（bHLH）家族的转录因子，因为它们含有与 DNA 结合的碱性结构域和与其他含有 HLH 结构域的蛋白质形成同源二聚体或异源二聚体所需的 HLH 结构域。bHLH 基序存在于许多以组织特异性方式普遍表达的转录因子中。

10. MyoD 基因编码一种参与肌肉分化的转录因子，特别是诱导成纤维细胞分化为成肌细胞。

Scx 蛋白确实会激活肌腱发育相关基因的表达，尽管这些机制的确切功能目前仍不清楚。所以，我们可以得出结论，bHLH 转录因子 Scx 蛋白，其所有作用，可视为肌腱新生的一个重要标志，基于 Scx 蛋白一旦激活就能诱导肌腱组织再生的假说，它参与了肌腱的新生，尽管目前仍缺乏充分的证据来论证这一点。

2.11 结论

尽管肌腱的修复很大程度上是起源于骨骼肌的修复，但在众多未被注意的细节上与骨骼肌修复并不相同，有其独特性。例如，肌腱的内、外愈合机制代表了肌腱组织修复机制的特殊性，这与骨骼肌的愈合过程并没有相似之处。因此，肌腱损伤的康复过程与肌肉损伤完全不同。此外，肌腱组织愈合缓慢是一个长期以来一直未解决的难题，鉴于成年人肌腱新生对促进肌腱愈合的重要性，最首要的是要优化这一过程。

肌腱组织的完美愈合需要各种各样的分子和 GF 有序协调的表达，每个分子或 GF 都各司其职，作用明确且各不相同。在本章的最后，我们将那些所有可能参与激活肌腱组织新生过程的分子都综合考虑衡量。基于此，重组 GDF 似乎有可能被批准用于临床治疗肌腱断裂[103]。从这个意义上讲，Scx 蛋白同样也适用，但它应该通过基因疗法应用（最有可能的是利用非病毒载体），因为直接在细胞外应用 Scx 蛋白没有任何效应部位[103]。然而，在这一领域，还需要进一步深入的研究，以寻找在各种肌腱断裂和肌腱病模型中，适用于诱导肌腱新生的最佳因子。

参考文献

[1] Leadbetter WB（1995）Anti–inflammatory therapy in sport injury: the role of nonsteroidal drugs and corticosteroid injection. Clin Sports Med 14:353–410.

[2] Leadbetter WB（1995）Cell–matrix response in tendon injury. Clin Sports Med 14:353–410.

[3] Bisciotti GN（2010）Le lesioni muscolari. Calzetti e Mariucci（eds）. Perugia.

[4] Józsa LG, Kannus P（1997）Healing and regeneration of tendon. In: Human tendons: anat–omy, physiology and pathology. Human Kinetics, Champaign, pp 526–554.

［5］Holch M, Biewener A, Thermann H, Zwipp H （1994） Non-operative treatment of acute Achilles tendon ruptures: a clinical concept and experimental results. Sport Exerc Injury 1:18-22.

［6］Maagaard-Mortensen NH, Skov O, Egund N （1994） Regeneration of Achilles tendon after necrosis. Acta Orthop Scand 258（Suppl）:65-87.

［7］Minibattle ZH （1995） Treatment of Achilles tendon rupture. Non operative functional treat-ment. The second Congress of EFORT, Specialty day of EFFORT. Munich, July 4th 1995. Abstract book p 83 .

［8］Houglum PA （1992） Soft tissue healing and its impact on rehabilitation. J Sport Rehab 1:19-39.

［9］Józsa LG, Lehto M, Kannus P, Kvist M, Vieno T et al （1989） Fibronectin an laminin in Achilles tendon. Acta Orthop Scand 70:469-471.

［10］Letho M, Józsa LG, Kvist M, Järvinen M, Bàlint BJ, Rèffy A （1990） Fibronectin in the ruptured human Achilles tendon and its paratenon. An immunoperoxidase study. Ann Chir Gynaecol 79:72-77.

［11］Enwemeka CS （1989） Inflammation, cellularity, and fibrillogenesis in regenerating tendon: implications for tendon rehabilitation. Phys Ther 69（10）:816-825.

［12］Garret WE, Lohnes J （1990） Cellular and matrix response to mechanical injury at the myotendinous junction. In: Leadbetter WB, Buckwalter JA, Gordon SL （eds） Sport induced inflammation. AAOS, Park Ridge, pp 215-224.

［13］Okuda Y, Gorski JP, An KN, Amadio PC （1987） Biomechanical, histological and biochemical analyses of canine tendon. J Orthop Res 5:60-68.

［14］Abrahamsson SO, Lundborg G, Lohmander LS （1989） Segmental variation in microstructure, matrix synthesis and cell proliferation in rabbit flexor tendon. Scand J Plast Reconstr Surg Hand Surg 23（3）:191-198.

［15］Abrahamsson SO, Lundborg G, Lohmander LS （1989） Tendon healing in vivo. An experimental model. Scand J Plast Reconstr Surg Hand Surg 23（3）:199-205.

［16］Dovi JV , He LK, Di Pietro LA （2003） Accelerated wound closure in neutrophil-depleted mice. J Leukoc Biol 73（4）:448-455.

［17］Godbout C, Bilodeau R, V an Rooijen N, Bouchard P , Frenette J （2010） Transient neutropenia increases macrophage accumulation and cell proliferation but does not improve repair following intratendinous rupture of Achilles tendon. J Orthop Res 28（8）:1084-1091.

［18］Mirza R, Di Pietro LA, Koh TJ （2009） Selective and specific macrophage ablation is detrimental to wound healing in mice. Am J Pathol 175（6）:2454-2462.

［19］Khanna S, Biswas S, Shang Y, Collard E, Azad A, Kauh C, Bhasker V, Gordillo GM, Sen CK, Roy S （2010） Macrophage dysfunction impairs resolution of inflammation in the wounds of diabetic mice. PLoS One 5（3）:e9539.

［20］Bréchot N, Gomez E, Bignon M, Khallou-Laschet J, Dussiot M, Cazes A, Alanio-Bréchot C, Durand M, Philippe J, Silvestre JS, Van Rooijen N, Corvol P, Nicoletti A, Chazaud B, Germain S （2008） Modulation of macrophage activation state protects tissue from necrosis during critical limb ischemia in thrombospondin-1-deficient mice. PLoS One 3（12）:e3950.

［21］Hays PL, Kawamura S, Deng XH, Dagher E, Mithoefer K, Ying L, Rodeo SA （2008） The role of macrophages in early healing of a tendon graft in a bone tunnel. J Bone Joint Surg Am 90（3）:565-579.

［22］Sercarz EE, Maverakis E （2004） Recognition and function in a degenerate immune system. Mol Immunol 40（14-15）:1003-1008.

［23］Krysko DV, D'Herde K, Vandenabeele P （2006） Clearance of apoptotic and necrotic cells and its immunological consequences. Apoptosis 11:1709-1726.

［24］Poon IK, Hulett MD, Parish CR （2010） Molecular mechanism of late apoptotic/necrotic cell clearance. Cell Death Differ 28:340-345.

［25］Woodall J Jr, Tucci M, Mishra A, Asfour A, Benghuzzi H （2008） Cellular effects of platelet rich plasmainterleukin1 release from prp treated macrophages. Biomed Sci Instrum 44:489-494.

［26］Andia I, Sanchez M, Maffulli N （2010） Tendon healing and platelet-rich plasma therapies. Expert Opin Biol Ther 10:1-12.

［27］Scott A, Lian Ø, Roberts CR, Cook JL, Handley CJ, Bahr R, Samiric T, Ilic MZ, Parkinson J, Hart DA, Duronio V, Khan KM （2008） Increased versican content is associated with tendinosis pathology in the patellar tendon of athletes with jumper's knee. Scand J Med Sci Sports 18（4）:427-435.

［28］Scott A, Lian Ø, Bahr R, Hart DA, Duronio V, Khan KM （2008） Increased mast cell numbers in human patellar tendinosis: correlation with symptom duration and vascular hyperplasia. Br J Sports Med 42（9）:753-757.

［29］Del Buono A, Battery L, Denaro V, Maccauro G, Maffulli N （2011） Tendinopathy and inflammation: some truths. Int J Immunopathol Pharmacol 24（1 Suppl 2）:45–50 .

［30］Peacock EE, Van Winkle W（1970）Surgery and biology of wound repair. Saunders, Philadelphia, p 331424.

［31］Katenkamp D, Stiller D, Schulze E（1976）Ultrastructural cytology of regenerating tendon–an experimental study. Exp Pathol（Jena）12（1）:25–37.

［32］Gelberman RH, Vandeberg JS, Manske PR, Akeson WH（1985）The early stages of flexor tendon healing: a morphologic study of the fi rst fourteen days. J Hand Surg Am 10（6 Pt 1）:776–784 .

［33］Gelberman RH, An KA, Banes A, Goldberg V（1988）Tendon. In: Woo S, Buckwalter JA（eds）Injury and repair of the musculoskeletal soft tissue. AAOS, Ark Ridge, pp 1–40.

［34］Garner WL, McDonald JA, Koo M, Kuhn C 3rd, Weeks PM（1989）Identifi cation of the collagen– producing cells in healing flexor tendons. Plast Reconstr Surg 83（5）:875–879.

［35］Chang J, Most D, Thunder R, Mehrara B, Longaker MT, Lineaweaver WC（1998）Molecular studies in flexor tendon wound healing: the role of basic fibroblast growth factor gene expression. J Hand Surg Am 23:1052–1058.

［36］Wang JH（2006）Mechanobiology of tendon. J Biomech 39（9）:1563–1582.

［37］Bisciotti GN, Capellu M, Hidalgo J et al（2007）Comparison of stiffness resulting from different surgical methods of repair of Achilles tendon rupture. Min Ort Traum 58（2）:107–114.

［38］Everts V , V an der Zee E, Creemers L, Beertsen W（1996）Phagocytosis and intracellular digestion of collagen, its role in turnover and remodeling. Histochem J 28:229–245.

［39］Ackermann PW, Ahmed M, Kreicbergs A（2002）Early nerve regeneration after Achilles tendon rupture – a prerequisite for healing? A study in the rat. J Orthop Res 20:849–856.

［40］Stayaert AE, Burssens PJ, V ercruysse CW et al（2006）The effects of substance P on the biomechanics properties of ruptured rat Achilles' tendon. Arch Phys Med Rehabil 87:254–258.

［41］Burssens P , Stayaert A, Forsyth R et al（2005）Exogenously administered substance P and neutral endopeptidase inhibitors stimulate fibroblast proliferation, angiogenesis, and collagen organization during Achilles tendon healing. Foot Ankle Int 26:832–839.

［42］Carlsson O, Schizas N, Li J, Ackermann PW（2011）Substance P injections enhance tissue proliferation and regulate sensory nerve in growth in rat tendon repair. Scand J Med Sci Sports 21（4）: 562–569.

［43］Mammoto T, Seerattan RA, Paulson KD et al （2008） Nerve growth factor improves ligament healing. J Orthop Res 26:957–964.

［44］Ivie TJ, Bray RC, Salo PT （2002） Denervation impairs healing of the rabbit medial collateral ligament. J Orthop Res 20:990–995.

［45］Nelson L, Fairclough J, Archer CW （2010） Use of stem cells in the biological repair of articular cartilage. Expert Opin Biol Ther 10:43–55.

［46］Lui PP, Cheuk YC, Hung LK, Fu CF （2007） Increased apoptosis at the late stage of tendon healing. Wound Repair Regen 15:702–707.

［47］Hengartner MO （2000） The biochemistry of apoptosis. Nature 407:770–776.

［48］Kaufmann SH, Hengartner MO （2001） Programmed cell death: alive and well in the new millennium. Trends Cell Biol 11:526–534.

［49］Barkhausen T, Van Griensven M, Zeichen J, Bosch U （2003） Modulation of cell function of human tendon fibroblast by different repetitive cyclic mechanical stress patterns. Exp Toxicol Pathol 55:153–158.

［50］Stutek M, Van Griensven M, Zeichen J, Brauer N, Bosch U （2003） Cyclic mechanical stretching of human patellar tendon fibroblast: activation of JNK and modulation of apoptosis. Knee Surg Sports Traumatol Arthrosc 11:122–129.

［51］Scott A, Khan KM, Herr J, Cook JL, Lian O, Duronio V （2005） Hight strain mechanical loading rapidly induces tendon apoptosis: an ex vivo rat tibialis anterior model. Br J Sports Med 39:25.

［52］Blumenthal NC, Ricci C, Breger L, Zychlinsky A, Solomon H et al （1997） Effects of low–intensity AC and/or DC electromagnetic fields on cell attachment and induction of apoptosis. Biolectromagnetics 18:264–272.

［53］Yuan J, Murrel GA, Trickett A, Wang MX （2003） Involvement of cytochrome c release and caspase–3 activation in the oxidative stress–induced apoptosis in human tendon fibroblast. Biochim Biophys Acta 1641:35–41.

［54］Sendzik J, Shakibaei M, Schafer-Korting M, Stahlmann R （2005） Fluoroquinolones cause changes in extracellular matrix, signaling proteins, metalloproteinases and caspase–3 in cultured human tendon cells. Toxicology 212:24–36.

［55］Hosaka Y, Teraoka H, Yamamoto E, Ueda H, Takehana K （2005） Mechanism of cell death in inflamed superficial digital flexor tendon in horse. J Comp Pathol 132:51–58.

［56］Chuen FS, Chuk CY, Ping WY, Nar WW, Kim HL, Ming CK （2004） Immunohistochemical characterization of cells in adult human patellar tendon. J Histochem Cytochem 52:1151–1157.

[57] Daugas E, Nochy D, Ravagnag L, Loeffer M et al (2000) Apoptosis–inducing factor (AIF): a ubiquitous mitochondrial oxidoreductase involved in apoptosis. FEBS Lett 476:118–123.

[58] Desmouliere A (1995) Factors influencing myofibroblast differentiation during wound healing and fi brosis. Cell Biol Int 19:471–476.

[59] Gabbiani G (2003) The myofibroblast in wound healing and fibrocontractive disease. J Pathol 200 (4) :500–503.

[60] Kuroda R, Kurosaka M, Yoshiya S, Mizuno K (2000) Localization of growth factors in the reconstructed anterior cruciate ligament: immunohistological study in dogs. Knee Surg Sports Traumatol Arthrosc 8:120–126.

[61] Visser LC, Arnoczky SP, Caballero O, Egerbacher M (2010) Platelet–rich fi brin constructs elute higher concentrations of transforming growth factor– β 1 and increase tendon cell proliferation over time when compared to blood clots: a comparative in vitro analysis. V et Surg 39 (7) :811–817.

[62] Duffy FJ Jr, Seiler JG, Gelberman RH, Hergrueter CA (1995) Growth factors and canine flexor tendon healing: initial studies in uninjured and repair models. J Hand Surg Am 20:645–649.

[63] Chang J, Most D, Stelnicki E, Siebert JW, Longaker MT, Hui K, Lineaweaver WC (1997) Gene expression of transforming growth factor beta–1 in rabbit zone II flexor tendon wound healing: evidence for dual mechanisms of repair. Plast Reconstr Surg 100:937–944.

[64] Oryan A, Moshiri A (2011) A long term study on the role of exogenous human recombinant basic fibroblast growth factor on the superficial digital flexor tendon healing in rabbits. J Musculoskelet Neuronal Interact 11 (2) :185–189.

[65] Bidder M, Towler DA, Gelberman RH, Boyer MI (2000) Expression of mRNA for vascular endothelial growth factor at the repair site of healing canine flexor tendon. J Orthop Res 18:247–252.

[66] Savitskaya YA, Izaguirre A, Sierra L, Perez F, Cruz F, Villalobos E, Almazan A, Ibarra C (2011) Effect of angiogenesis–related cytokines on rotator cuff disease: the search for sensitive biomarkers of early tendon degeneration. Clin Med Insights Arthritis Musculoskelet Disord 4:43–53.

[67] Chang SC (1994) Cartilage–derived morphogenetic proteins. J Biol Chem

269:28227–28234.

[68] Tsubone T, Moran SL, Amadio PC, Zhao C, An KN （2004） Expression of growth factors in canine flexor tendon after laceration in vivo. Ann Plast Surg 53（4）:393–397.

[69] Chen CH, Cao Y, Wu YF, Bais AJ, Gao JS, Tang JB （2008） Tendon healing in vivo: gene expression and production of multiple growth factors in early tendon healing period. J Hand Surg Am 33（10）:1834–1842.

[70] Potenza AD （1962） Tendon healing within the flexor digital sheath in the dog: an experimental study. J Bone Joint Surg Am 44:49–64.

[71] Bergljung L （1968） Vascular reactions after tendon suture and tendon transplantation. A stereo– microangiographic study on the calcaneal tendon of the rabbit. Scand J Plast Reconstr Surg Suppl 4:7–63.

[72] Takasugi H, Inoue H, Akahori O （1976） Scanning electron microscopy of repaired tendon and pseudosheat. Hand 8:228–234.

[73] Matthews P （1979） The pathology of flexor tendon repair. Hand 11:233–242.

[74] Mass DP, Tuel RJ （1991） Intrinsic healing of the laceration site in human superfi cialis flexor tendons in vitro. J Hand Surg Am 16（1）:24–30.

[75] Williams IF, Heaton A, McCullagh KG （1980） Cell morphology and collagen types in equine tendon scar. Res Vet Sci 28（3）:302–310 .

[76] Schneider LH （1987） Flexor tenolysis. In: Hunter JM, Schneider LH, Mackin EJ （eds） Tendon surgery in the hand. Mosby, St Louis, pp 209–215.

[77] Wheeldon T （1939） The use of cellophane as a permanent tendon sheat. J Bone Joint Surg 21:393–405.

[78] Lundborg G （1976） Experimental flexor tendon healing without adhesion formation – A new concept of tendon nutrition and intrinsic healing mechanism. Hand 8:235–238.

[79] Lundborg G, Hansson HA, Rank F, Rydevik B （1980） Superfi cial repair of severed flexor tendon in synovial environment. An experimental ultrastructural study on cellular mechanism. J Hand Surg Am 5:451–461.

[80] Manske PE, Gelberman RH, Vandeberg JS, Lesker AP （1984） Intrinsic flexor–tendon repair. A morphologic study in vivo. J Bone Joint Surg Am 66:385–396.

[81] Lindsay WK, Thomson HG （1960） Digital flexor tendons: an experimental study. Part I. The significance of each component of the flexor mechanism in tendon healing. Br J Plast Surg 12:289–316.

［82］Gelberman RH, Vandeberg JS, Manske PR, Akesn WH（1983）Flexor tendon healing and restoration of the gliding surface. An ultrastructural study in dogs. J Bone Joint Surg Am 65:70–80 .

［83］Lundborg G, Rank F（1987）Tendon healing: intrinsic mechanism. In: Hunter JM, Schneider LH, Mackin EJ（eds）Tendon surgery in the hand. Mosby, St. Louis, pp 54–60.

［84］Fenwick SA, Hazleman BL, Riley GP（2002）The vasculature and its role in the damaged and healing tendon. Arthritis Res 4（4）:252–260 .

［85］Aspenberg P（2007）Stimulation of tendon repair: mechanical loading, GDFs and platelets. A minireview. Int Orthop 31:783–789 .

［86］Herpin A, Lelong C, Favrel P（2004）Transforming growth factor–beta–related proteins: an ancestral and widespread superfamily of cytokines in metazoans. Dev Comp Immunol 28:461–485 .

［87］Storm EE, Huynh TV, Copeland NG, Jenkins NA, Kingsley DM, Lee SJ（1994）Limb alterations in brachypodism mice due to mutations in a new member of the TGF–b superfamily. Nature 368:639–642.

［88］Storm E, Kingsley DM（1996）Joint patterning defects caused by single and double mutations in members of the bone morphogenetic protein（BMP）family. Development 122:3969–3979.

［89］Mikic B（2004）Multiple effects of GDF–5 defi ciency on skeletal tissues: implications for therapeutic bioengineering. Ann Biomed Eng 32:466–476.

［90］Harada M et al（2007）Developmental failure of the intra–articular ligaments in mice with absence of growth differentiation factor 5. Osteoarthritis Cartilage 15:468–474.

［91］Wolfman NM et al（1997）Ectopic induction of tendon and ligament in rats by growth and differentiation factors 5, 6, and 7, members of the TGFbeta gene family. J Clin Invest 100:321–330 .

［92］Dines JS et al（2007）The effect of growth differentiation factor–5–coated sutures on tendon repair in a rat model. J Shoulder Elbow Surg 16:S204–S207.

［93］Aspenberg P, Forslund C（1999）Enhanced tendon healing with GDF 5 and 6. Acta Orthop Scand 70:51–54.

［94］Rickert M et al（2005）Adenovirus–mediated gene transfer of growth and differentiation factor– 5 into tenocytes and the healing rat Achilles tendon. Connect Tissue Res 46:175–183 .

［95］Hotten GC et al（1996）Recombinant human growth/differentiation factor 5 stimulates mesenchyme aggregation and chondrogenesis responsible for the skeletal development of limbs. Growth Factors 13:65–74.

［96］Kakudo N, Wang YB, Miyake S, Kushida S, Kusumoto K（2007）Analysis of osteochondro–induction using growth and differentiation factor–5 in rat muscle. Life Sci 81:137–143.

［97］Kadesch T（1993）Consequences of heteromeric interactions among helix–loop–helix proteins. Cell Growth Differ 4:49–55.

［98］Murre C et al（1989）Interactions between heterologous helix–loop–helix proteins generate complexes that bind specifically to a common DNA sequence. Cell 58:537–544.

［99］Brent AE, Schweitzer R, Tabin CJ（2003）A somitic compartment of tendon progenitors. Cell 113:235–248.

［100］Cserjesi P, Brown D, Ligon KL, Lyons GE, Copeland NG, Gilbert DJ, Jenkins NA, Olson EN（1995）Scleraxis: a basic helix–loop–helix protein that prefi gures skeletal formation during mouse embryogenesis. Development 121:1099–1110.

［101］Léjard V（2007）Scleraxis and NFA Tc regulate the expression of the pro–alpha1（Ⅰ）collagen gene in tendon fibroblasts. J Biol Chem 282:17665–17675.

［102］Murchison N et al（2007）Regulation of tendon differentiation by scleraxis distinguishes force–transmitting tendons from muscle–anchoring tendons. Development 134:2697–2708.

［103］Aslan H, Kimelman–Bleich N, Pelled G, Gazit D（2008）Molecular targets for tendon neoformation. J Clin Invest 118（2）:439–444.

第三章 内收肌肌腱病

Jean–Marcel Ferret，Yannick Barth é l é my，Matthieu Lechauve 编

郑小飞 李劼若 侯辉歌 译

摘要 内收肌疼痛是运动过程中经常会出现的一种症状，重要的是区分是不是真正的肌腱止点病。例如，长收肌耻骨止点因肌腱撕裂而引起的疼痛较少见，为放射性痛，会对内收肌的功能造成影响——包括腹股沟疼痛（耻骨痛）和所有髋关节问题，特别是影响年轻运动人群的股骨髋臼撞击综合征（femoral acetabular impingement，FAI）。内收肌肌腱病常合并有耻骨痛，但也可单独发生。一旦确诊，就可针对病因进行相应治疗。若为单纯内收肌肌腱病，可行药物治疗；若为内收肌肌腱病合并耻骨痛，通常可行手术治疗。腹壁痛通常是由于对疾病的忽视所致，因此强烈建议对有运动需求者必须谨慎处置。

3.1 简介

内收肌疼痛在运动中很常见，尤其常见于运动（如足球、橄榄球、手球、冰球等）中的加速、减速、急变向、盖帽、转身等动作[1,2]。据多位学者介绍，足球运动员[3,4]内收肌疼痛在所有损伤中占比为5%[2]~16%。

内收肌肌腱病伴运动性腹股沟疼痛可分为四种形式：腹壁痛、耻骨关节炎、内收肌末端病和腹直肌末端病。

这些病变都有一个共同的部位，即在解剖和功能上扮演多重角色的耻骨联合，而且有共同的结构，来应对运动过程中的生物力学负荷。另外，尽管可单独发病，但该病在运动员中通常合并发生。肌腱病的病理生理学表明该病是一个多因素影响的过程，包括内源性和外源性因素独立或联合作用[5]。反复力学负荷和（或）超过肌腱强度的负荷会逐渐导致微观和宏观上的损伤。

从胶原纤维逐步变性开始，直到发展为肌腱炎[6]。

3.2 解剖

3.2.1 内收肌

内收肌（长收肌、短收肌、大收肌、耻骨肌、股薄肌）和闭孔内肌一起起于耻骨下区域。耻骨肌起于耻骨梳和耻骨结节之间。股薄肌位于内收肌内侧，起于耻骨前方和坐骨支下缘的内 1/3（图 3.1 ）。

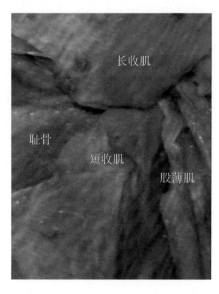

图 3.1　尸体内收肌解剖（Pesquer 提供）

长收肌近端起点邻近耻骨结节和耻骨联合，其中 40% 为腱性组织，60% 为肌肉组织。短收肌和大收肌起点则仅为肌纤维[7,8]。长收肌肌腱很小，一项尸体解剖研究显示，其长为 11.6 mm，宽为 3.7 mm，是唯一一个体差异较大的内收肌肌腱[9]。长收肌肌腱和腹直肌肌腱远端表面纤维共同形成一连续的筋膜结构。该筋膜与耻骨联合的纤维软骨和关节囊相连接。这些解剖特点解释了为何一个或多个结构受损导致的疼痛能放射到大腿和腹部[10]（图 3.2 ）。

3.2.2　腹股沟区

腹股沟区位于腹部最下，其内侧界为腹直肌外缘，外侧界为腹外斜肌和腹横肌，下界为腹股沟韧带，上界为腹内斜肌和腹横肌。腹股沟管位于肌层

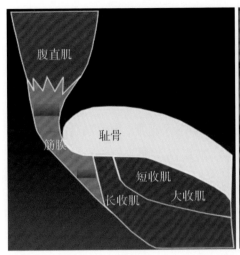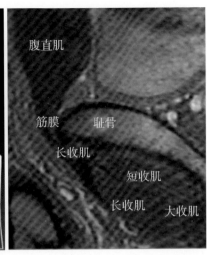

图 3.2　MRI 下的内收肌解剖（Pesquer 提供）

之间。腹股沟管前壁由腹外斜肌腱膜组成，纤维分叉形成腹股沟管浅环。底部腹股沟韧带和上界联合腱间的间隙由腹横筋膜覆盖，该筋膜薄而坚韧，与腹膜相连。外部是腹股沟深环，精索组件通过该孔进入睾丸。腹膜位于腹横筋膜后面。髂腹下神经、髂腹股沟神经和生殖股神经走行于腹横肌前面并通过腹外斜肌筋膜深面。

3.3　定义和鉴别诊断

　　由于患者主诉不甚明确，因此需及时排除急性病变，如耻骨撕脱骨折、内收肌腱撕裂等。而且，需区分真正的内收肌肌腱病（如止点肌腱病或末端病[7,11]）以及与之解剖相关联区域疼痛（如由腹部损伤或髋关节病导致的腹股沟疼痛）。实际上，前述鉴别诊断的疾病是相互关联的，况且内收肌损伤不是这些疾病的病因，反而是由这些疾病导致的。我们的目的是治疗单独的内收肌肌腱病，流行病学调查显示，长收肌损伤占比较大，达 45%~60%[12]。必须首先排除所有不是内收肌肌腱病导致的腹股沟疼痛的病变，重点关注腹股沟疼痛和髋关节病。

3.3.1 腹股沟疼痛

此种情形下，病程起初可表现为内收肌轻度疼痛，通常会被忽视，但随后会很快进展为比较复杂的、无法预估后果的腹壁疼痛。腹股沟查体有助于明确诊断腹直肌肌腱炎、腹股沟环和腹壁病变（如运动性耻骨痛、腹股沟疝、沟管综合征、闭孔疝），以及髂腹下及髂腹股沟区病变、耻骨联合关节病[14]。

通过临床表现和辅助检查（影像学、肌电图）即可排除腹直肌肌腱炎、耻骨联合关节病、腹股沟疝和沟管综合征。对于长收肌肌腱病，很有必要进行腹股沟查体，腹股沟深环包括腹横筋膜损伤都能触及。在慢性病例中，增大的腹压会加剧疼痛症状。

运动性耻骨痛患者的主要体征是咳嗽时出现腹股沟痛（尤其是用力后），以及起床后坐在床边时出现腹痛。查体时提起阴囊，示指朝上、外、后触诊腹股沟管，双侧浅环和深环均需检查，并和站立时相比较。瓦尔萨尔瓦动作（堵鼻鼓气法）有助于提高检查的准确性。查体时会发现腹股沟管增大，咳嗽时示指有冲击感并伴有疼痛。此种情况，若在经过 2 个月规范康复治疗后症状无改善，则需考虑手术治疗[15]。该病与腹股沟疝不同，因为在瓦尔萨尔瓦动作（堵鼻鼓气法）中仅有一个突出或凸起的包块[16]。从这方面来说，内收肌肌腱病是一个相互关联的病理过程。

不同的病理过程需相对应的治疗方案，由于存在许多复杂情况，因此诊断必须精确。早期诊断对康复治疗至关重要。对于保守治疗无效的病例，手术治疗自有其意义，尤其是那些腹股沟管后壁缺损的病例[14, 17]。

专业俱乐部在赛季早期应对有受伤风险的运动员进行系统的筛查，而且在整个赛季中应注意给予保护措施。

3.3.2 髋部痛

另一个鉴别诊断是髋部痛。实际上，任何髋部组织异常都能引起内收肌疼痛，如众所周知的髋关节炎，以及我们知之甚少的股骨髋臼撞击综合征（FAI）[18, 19]。对于任何保守治疗无效的内收肌疼痛，均须注意排除髋部疾病[20, 21]。应行系统检查并注意髋关节活动是否受限。FAI 患者的体征之一是

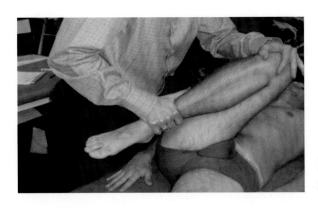

图 3.3 髋关节屈曲、内收、内旋 （FADIR 试验）时疼痛

髋关节屈曲、内收、内旋（FADIR 试验，图 3.3）时出现疼痛。另一体征是活动后屈髋时疼痛，按照我们的经验，如足球运动员赛后在髋关节屈曲超过90° 时制动或加速时出现疼痛；在腹股沟疼痛患者中就不会出现该体征。FAI 主要影响需要髋关节剧烈大幅活动的运动，如足球、武术和艺术舞蹈等。

FAI 的分型如下：

（1）凸轮型（Cam）。可见增生骨质，多发生于股骨头、颈交界区前上部[22, 23]，是足球运动员最常见的损伤类型[24]。

（2）钳夹型（Pincer）。该型是由于髋臼形态异常，如髋臼过深、髋臼后倾[29] 造成的。

（3）混合型。

由于凸轮型或钳夹型骨异常导致髋臼与股骨头、颈交界处过早接触，因此在髋关节屈曲、内收、内旋时会引起腹股沟疼痛[25]。

儿童时期高水平运动会增加凸轮型 FAI 的风险[26]，也可能会导致股骨骨骺轻度滑脱[27]。

影像学检查对于评估 FAI 很重要，能确定其类型并指导制订治疗方案。行 X 线片和增强 MRI 即可。

休息或减少活动：避免髋关节过屈，结合康复治疗（骑无阻自行车，100 r/min，20 min/d），腰肌及臀肌强化锻炼，正常姿势工作。大部分患者都可重返运动。但某些病例仍需手术（关节镜手术、微创关节切开术）[28,29]。

其他需经过详细查体和影像学排除的髋部疾病有：①髋关节病；②髋臼

唇撕裂；③股骨骨骺滑脱（儿童病变）；④股骨头坏死；⑤股骨颈和耻骨支应力性骨折；⑥髂前下棘骨软骨病或撕脱（成人病变）。

3.3.3 其他鉴别诊断

（1）髋肌损伤：髂腰肌损伤，内、外旋肌损伤，髂腰肌滑囊炎。

（2）神经根综合征：闭孔神经痛。

（3）风湿性炎症病：类风湿性多关节炎和强直性脊柱炎。

（4）感染性损伤：骨骺炎。

（5）代谢性关节病：痛风性关节炎。

（6）肿瘤：骨样骨瘤；恶性肿瘤，如骨肉瘤。

3.4 致病因素

长收肌、腹直肌和耻骨联合间的密切联系是生物力学的解剖学基础，以此确保骨盆前壁的稳定，并保证耻骨两侧的力量向下传递[7]。这种解剖结构的"混杂"解释了为何不同疾病间会出现相关损伤[30]。帕斯克尔（Pesquer）等人在对 180 例内收肌肌腱病患者的回顾性研究中发现，80% 患者存在腹股沟壁薄弱，需要手术治疗[31]。

内收肌肌腱病有两种类型危险因素。

3.4.1 内源性因素

内收肌肌腱病的发病机制与超负荷及由于扭转与牵拉肌腱止点的重复性劳损有关[32,33]。特别是某些运动极易导致腹股沟疼痛，如足球、澳大利亚和美式橄榄球、冰球等。

足球运动员大腿前群和后群肌肉拉伸性欠佳，骨盆前倾或前凸，膝内翻和外翻等会导致内收肌超负荷。分析运动员的形态特点很重要。脊柱和腰骶关节的检查能够协助评估患者骨盆的整体静力性平衡和不同节段关节的活动能力。若有必要，因下肢不等长所致骨盆倾斜可予以矫正，也有相关报道表明骨盆前倾是腹股沟疼痛的危险因素[19,37]。低 X 线剂量双平面成像系统（EOS）对整体评估腰 – 骨盆复合体静力系统有很好的应用前景。

多位学者认为疼痛的起因在于稳定骨盆时，较强的内收肌和薄弱的腹壁之间的肌力不平衡[34,35]；也有学者认为是因为髋关节外展肌和内收肌间的不平衡所致[36]。

任何髋关节的活动受限都会引起内收肌功能障碍。足球运动员就是最好的例子。与同年龄段的人群相比，20岁的职业运动员髋关节显著活动受限，如屈曲（8%）、外展（30%）、内收（35%）[38]。

大幅度弹道动作对髋股关节有极大的压力和微损伤，尤其是在踢射的过

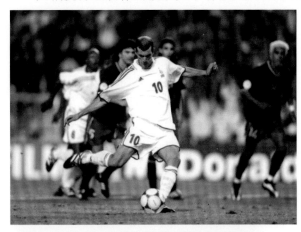

图 3.4　射门起始动作：膝关节屈曲，髋部伸直、外展、外旋

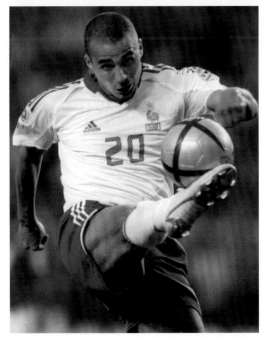

图 3.5　射门结束动作：膝关节伸直，髋部屈曲、内收、内旋

程：起先髋部伸直、外展、外旋，在动作后程髋部屈曲、内收、内旋[18]（图3.4，图3.5）。这就解释了年轻职业球员动作幅度局限性的原因。

包括加速、减速、变向、转身、起跳和踢球等的一系列动作在腰－骨盆－股骨复合体上施加了极大压力，过度使用了内收肌和腹壁。腹腔含水较多，具有一定的抗压缩能力。任何对腹部没有保护及躯干旋转的动作都会增加腹压并作用于腹前壁。若在非正常生理结构情况下反复行腹部力量锻炼，如骨盆前倾或前凸，会使得腹壁扩张，腹压增加；还会使得具有旋转动作的运动对腰－骨盆－股骨复合体产生巨大负荷[39]。

其他因素：

（1）下肢静力性障碍：不稳、足部静力性疾病。

（2）保健或饮食问题：①脱水；②酸化饮食，食物中糖类和动物蛋白过多；③牙齿状况不佳导致慢性炎症。

3.4.2 外源性因素

腹股沟过度使用的外源性因素很多，以下几种尤其常见：

（1）场地质量：硬地面、道路、结冰路面、潮湿的沥青路面。

（2）气候环境：大风、雨天。

（3）比赛硬件的变化：草坪情况、合成或帆布鞋、钉鞋。

（4）过度运动、训练强度突然增大、伤后缺乏锻炼。

（5）糟糕的训练计划、不合理的训练内容、杂乱的赛程、腹部的过度使用。

3.5 临床表现

查体前须先详细问诊：疼痛程度（先不行诊断性问诊），大腿根部疼痛部位，突然出现还是逐渐发展，大腿内侧是否有放射痛，活动时还是活动后疼痛，咳嗽时有无疼痛，起床后坐于床沿或屈髋（坐着或开车时）时有无疼痛[18]。休息和活动后均需查体，这样能充分暴露症状，提高诊断的准确性，并能预测疾病的进展。对于内收肌肌腱病，查体时主要表现为内收肌止点处的疼痛，而且还会放射到大腿内侧，伴内收肌不同程度的疼痛及肌肉收缩。

疼痛强度不等，可分为：①无法参加体育活动；②影响竞技运动能力；③影响日常生活，易怒；④休息时无明显影响，不影响睡眠，但晨起后可能会导致内收肌僵硬。

主要症状为触诊长收肌耻骨止点时出现疼痛，这是因为唯有长收肌有独立肌腱，而其他内收肌则是直接将肌纤维附着于耻骨上[8,31]。

另两个特异性的体征：

（1）髋关节外展、膝关节屈曲、内收肌拉伸时出现疼痛（FABER 试验，图 3.6）。

（2）同样体位，抵抗内收时出现疼痛，但同时应符合：①抵抗屈髋时没有或仅有轻微疼痛；实际上，内收肌是髋屈肌的一部分。②触诊腹壁（包括

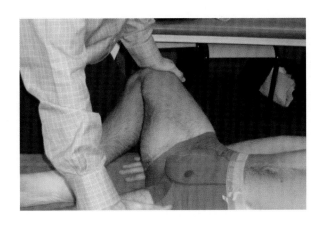

图 3.6　FABER 试验（屈曲、外展、外旋）

腹直肌耻骨止点、耻骨联合、腹股沟管）时无疼痛。③抵抗内收时躯干屈肌无疼痛。④咳嗽时无疼痛。

值得注意的是，在许多病例中，临床表现是相关的，其中不乏阳性体征。因此查体应尽量选择准确性、特异性高，重复性好的方法[40]。

3.5.1　生物学

任何异常均要考虑其他诊断。

3.5.2 转归

疾病的转归无法及早预测，有可能早期即可康复，也有可能发展为慢性进程。该病易复发，一项针对运动员长收肌病变，随访时间达 22 个月的研究表明，复发率达到 26%[41]。

3.6 影像学检查

3.6.1 X 线

长收肌肌腱病的诊断依赖超声和 MRI，但 X 线检查也是有必要的，可确定骨质、耻骨联合、髋股关节和骨盆失衡等情况。单腿平衡的标准放射检查也可显示骨盆不稳，当双侧耻骨支高度差达 2~7 mm 时考虑存在不稳[42]。

3.6.2 MRI

长收肌肌腱病表现为周围和中心 T2 信号增强，无液体征，注射钆后增强与形态异常（肌腱增厚、裂缝或撕脱）有关[31, 44]。即使没有裂缝、近期出血或撕脱，信号的增强也不是一致的，因为通过术中及病理观察发现肌腱的纤维化、钙化和微钙化程度不一样。有项研究表明，肌腱内部异常有时在 MRI 上很少甚至没有表现，而只有前下方的骨小梁水肿，表明此时腱膜出现损伤（这一点是通过手术证实的）。随着时间的推移，对这些异常的监测也表明病变的进展是典型的"继发撕裂"（图 3.7）[10]。继发撕裂源于共同筋膜损伤，深达关节囊，并向下延展至腹股沟，并与初始撕裂相连[10, 31]。

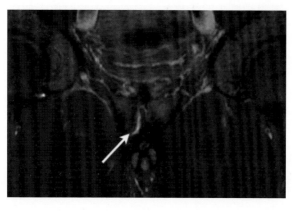

图 3.7 继发撕裂（Pesquer 提供）

疼痛的体侧、体征与 MRI 和耻骨联合关节造影发现的异常有很强的相关性[43]。

3.6.3 超声

超声的广泛应用源于其便捷和最新硬件带来的高分辨率。检查时患者采取仰卧位，髋关节屈曲，外展外旋，采用的是一线性高频转换头。临床上是通过辨别大腿前内侧突出的长收肌来分析内收肌的。检查时采取纵向和轴向观察，并与对侧进行比较。

对运动员而言，无症状的微钙化常伴随浅层纤维排列不规则，表明是陈旧性肌腱病。因此需重点关注长收肌腱浅层：在健康人中，其规则与否，与肌腱是否损伤有关[31,44]。无论是否新发，都很难明确。尽管彩超下能识别充血，但并不能作为直接征象。在疾病下一阶段，肌腱增粗且常有纵向或横向的裂缝。这些更为常见，对应于 MRI 上描述的继发撕裂[45]。

急性病程时，若长收肌肌腹明显回缩（如距止点超过 2 cm）和血肿，则说明肌腱有撕裂（图 3.8）。

最后，由于超声的动态特异性，便于找到腹股沟浅环前壁薄弱征象。在运动员中，不太可能直接看到疝囊从腹股沟管凸出，而是在瓦尔萨尔瓦动作（堵鼻鼓气法）中从腹壁下动脉的内侧（直疝）或外侧（斜疝）凸出[19]，该凸出通常是对称的。但是有很多明显的凸出并没有腹股沟疼痛，为假阳性。超声

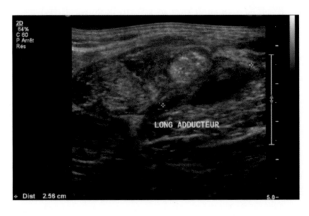

图 3.8 长收肌肌腱撕裂（Tanji 博士提供）

在诊断运动性疝时准确性欠佳，运动性疝主要是临床诊断，其可能就是长收肌肌腱病的病因[46]。

3.7 治疗

3.7.1 保守治疗

3.7.1.1 药物

早期的诊断和处理非常重要。任何内收肌疼痛，即使是轻微的疼痛，都必须进行严格、全面的临床检查，以明确诊断和治疗。无论什么情况，数天（5~7 天）的休息是必不可少的，其中可结合物理疗法和机械疗法：伸展运动、低速的离心运动训练，必要时可使用 NSAID（nonsteroidal anti-inflammatory drug，非甾体抗炎药）。根据我们治疗职业足球运动员的经验，这种治疗手段通常能有效避免并发症和避免使其过渡到慢性。注意不能犯的错误是不能让球员在继续训练和比赛时使用 NSAID，因为在这种情况下使用 NSAID，球员的病情转变为慢性几乎是不可避免的。

治疗慢性病例的手段是相同的，但是需要更长的时间，由于解剖结构的关系，不仅要对内收肌，而且还要强调腹壁和髋屈肌的慢速离心负荷。我们认为等速肌力测试仪是这类治疗必不可少的工具。

口服 NSAID 可能是有效的辅助治疗。由于存在胶原破坏和肌腱断裂的危险，应避免注射类固醇皮质激素。它们应逐渐被 PRP（platelet-rich plasma，富血小板血浆）、富含生长因子的血浆（plasma rich in growth factors，PRGF）[74]取代，其效果是显著的，因为它们与等速肌力测试仪的低速离心工作程序有关[71]。

3.7.2 康复方案

非手术治疗的效果与运动员对拟采取的治疗计划的认可和长期依从性相关。康复是分阶段进行的，并应有密切的医疗监督。每个阶段的持续时间取决于运动员在没有疼痛的情况下进行训练的能力。

多次经验已证实采取主动的方案（与被动物理治疗不同）可以缩短恢复时间并重返比赛，产生最佳的长期效果并降低复发风险。而且发现通过结合柔韧性训练，特别是内收肌强化和（或）腹肌的结合，能产生有趣的效果（一级证据）[19, 47]。

第一次随机研究显示，在接受"主动治疗"组中，79%的运动员在开始治疗后 7 个月恢复到以前的运动水平而且没有疼痛，而接受"被动治疗"组中只有 14%的运动员达到相同效果[48]。

康复计划分为 4 个阶段，时间 8~12 周不等。

3.7.2.1　第一阶段

第一阶段的目标是减轻疼痛和消除诱因。除了严格避免引发疼痛的动作外，不同时长的运动中有相应比例的休息时间是必要的。

医生首先从恢复疼痛区域的肌肉张力（整骨疗法、收缩舒张的拉伸、肌张力和肌筋膜调节）着手，长远治疗要进行骨盆平衡，尤其是腰大肌的部分。接着持续针对髋关节和脊柱的灵活性，可进行赛瑞可斯（Cyriax）深部横向按摩（DTM）或对受影响的肌腱末端进行体外冲击波治疗。

从第 3 天开始，对内收肌进行手动离心负荷练习，通过对抗内收和髋关节屈曲(内收肌是辅助髋屈肌)逐渐改善肌腱的对抗力。由于解剖结构的关系，同样的技术也被应用于腹前侧和腹外侧以加强相邻的筋膜。恢复起始体位是被动的，以避免向心动作。该方案实施时需要确定它的有效性：初期应非常缓慢且强度低，这两个参数严格根据每节疗程中间和每节疗程之间在无疼痛情况下逐渐增强，关节活动度逐渐增加到最大伸长程度。

3.7.2.2　第二阶段

第二阶段包括加强腹部肌肉（包层），以及脊柱和髋伸展肌群力量，这些结构缺陷常常是相关的。

内收肌离心工作仍在继续加强。确实，自斯塔尼什（Stanish）等人的工作以来，肌肉离心负荷一直是我们治疗肌腱损伤的基础[51]。肌腱结构还必须接受适当的训练，以改善其机械性能，并防止外部约束引起的微损伤。

该训练包含了肌腱单位的弹性伸长参数（根据 ROM 的定义）、运动速度和收缩强度。所选关节的位移与最大延伸段（外部过程）尽快整合。

为了完成离心训练，使用等速肌力测试仪具有许多优势，因为它可以实现阻力和速度的量化控制、自适应阻力产生的最佳收缩、即时反馈、工作量的个性化和 ROM 的控制。

在过去的几十年中，离心训练在肌腱损伤治疗中的有效性已得到证明[49, 50, 52]。

如果等速设备是技术设备的首选，那么可以通过使用不同的方法来进行离心运动、进行康复锻炼，如物理治疗师的手法治疗，使用固定或移动的绳索、链条进行弹性对抗。不同种类的设备和方法在可用性和成本、培训的效率和特定性，以及患者的安全性方面有各自的优势和局限性。然而，长收肌肌腱病的治疗需要这种离心训练的方案。

3.7.2.3　第三阶段

第三阶段包括肌肉激活后的神经肌肉重塑，首先是在平衡盘进行骨盆稳定训练来锻炼腹部和下肢。

此阶段的目的是在骨盆和四肢之间形成良好的下腹部肌肉协同作用，并改善肌肉控制和平衡。在此阶段，我们可以使用克莱因球（Klein ball）和波城多伦多方案（the Pau–Toronto protocol）[53]。有许多交替单足运动对这阶段有很大的帮助。这个阶段继续在地面上进行，训练将更加针对所练习的运动。首先要在中心进行运动，如果运动过程中没有出现疼痛，或者在达到最大离心收缩运动力阈值的 80% 时运动员仍无疼痛，提示运动员的身体已经做好真正的准备。有氧运动能力和最大有氧运动能力的提高，以及最后的支持动作（变向、往返跑、曳步动作）是该阶段最后一部分。

3.7.2.4　第四阶段

第四阶段也是最后一个阶段，是继续在无疼痛下进行特定的恢复运动。这是一个真正逐步融入团队的计划。为解决长收肌肌腱病，每月一次的医学监测是必要的。根据各种体外和动物实验的结果，富血小板血浆（PRP）浸润可能带来治疗的希望[74]。注射 PRP 后增加离心运动训练可提高治疗的效果[54]。

3.7.3　手术治疗

手术治疗包括全身麻醉下肌腱切开术。切口长约 3 cm，切开表层组织后，切除长收肌肌腱部分并向下推（如果是旧的钙化肌腱病，有时可能需要用钳子协助），直到出现 3~4 cm 的软区域。缝合股筋膜和皮下组织。术后治疗简单，瘀伤并发症少（2%），感染并发症更少（0.05%）[71, 72]。

有 15%~25% 的病例会发生粘连，一般在术后 1 个月或 3 个月内发生。长收肌腱切断术后，需从患者第一次尝试抬高髋关节就开始髋关节活动，以防止形成影响手术效果的肌腱和股筋膜之间的粘连[55]。患者需要练习髋部运动，如主动外展、屈曲、伸直和旋转，避免内收肌主动收缩，因为此阶段这样会引起疼痛。

对内收肌施加手动离心运动训练可以通过刺激胶原逐渐促进肌腱愈合，防止瘢痕粘连。

康复过程分成几个阶段。如果没有疼痛或只有轻微疼痛，从术后第一天起可以行走。可以考虑在第一周内尽快进行静态训练。在第二和第三周，建议采用直线训练：慢跑，有痛感时就停止，两次训练之间休息 1 或 2 天。这样训练的同时，腹部的力量也逐渐增强。在第四周，随着运动计划恢复，腹壁和腹股沟的肌肉恢复得到加强。

重返运动前的具体训练是需逐渐加强和可控的，击球训练需推迟到 45 天左右。

腹股沟管病变联合内收肌止点的慢性损伤很常见[56]：根据里菲（Rifi）等人的研究，在 2009 年，80 名足球运动员中有 55 名出现了这种情况[57]。在勒布尔（Reboul）的回顾性研究中，180 例内收肌肌腱病的患者中，有 80% 因有腹股沟管及腹壁病变需要手术治疗[31]。

药物治疗通常对腹部疾病无效，而外科手术治疗非常有效。对于腹部疾病，无论是单纯型还是混合型，如果 2 个月的休息和康复治疗中不能进行运动康复，那么必须进行手术治疗[58]。

运动员最常用的两种手术方式[14]：

（1）Nesovic 法，其原理是通过降低腹股沟韧带来收紧腹部两侧的肌肉。

（2）Shouldice 法，在三个平面上使用缝线进行缝合以防止腹股沟管的扩大。在腹股沟韧带和联合腱之间使用覆盖缝线重新缝合腹横筋膜，闭合腹外斜肌腱膜。

80%~90% 的病例获得好或者非常好的治疗结果。

有一种微创修复技术仅使用内窥镜检查，打开腹横筋膜并将筋膜反面加倍。其适应证仅适合腹部后壁轻度缺损，且无长收肌止点疼痛。

我们认为由普通外科医生经过内窥镜的单通道修复加固技术不适合运动员，因为达不到重新平衡耻骨联合的目的。

3.8 预防措施

内收肌肌腱病在运动员中很常见。这是内在因素引起的，如姿势功能障碍、脊柱过度前凸、腹部力量不足。外在因素也可以引起肌腱病变。事实上，过度训练是导致压力的一个重要因素。此外，过软的场地也可能是一个因素。

一级预防是确定有风险的对象：腹壁缺损伴裂开或马尔盖涅征（Malgaigne sign）：倾斜突出，髋关节活动度受限，骨盆前倾[59]。在个人职业生涯中，必须针对这些弱点进行改进，避免可能的失代偿。预防腹股沟疼痛的方法包括：有效控制工作量，适当的肌肉锻炼及避免增加腹膜内压力的工作，而预防外在因素也很重要。

在过去的 15 年中，腹股沟疼痛发生率在顶级运动员中急剧下降，而在其他专业和业余运动员中有所增加[60]。毫无疑问，这是由于预防方案已经到位，并已经在最高水平运动员中系统地应用。但是，这与任何预防计划一样，应由医护人员、技术人员及运动员本人进行定期检查，以免再次受伤。尤其是随着现代训练和比赛的频率和强度的增加，更需要这样做。

据一些研究报道，在职业团体运动中有显著的复发率：38% 和 44%[11,12]，25%~32% 的职业运动员在赛季中复发[61]。预防方案应考虑训练强度、方式、骨盆和髋关节稳定肌肉之间的潜在失衡、关节活动度丢失或髋关节异常。

　　了解内收肌复合体的功能十分重要，它们主要帮助髋内收和大腿旋转（根据肌肉和部位的不同，分为外侧或内侧）。因此，有必要考虑肌肉复合体的旋转因素。我们发现这种损伤在集体运动中更常见，如足球、篮球、手球，所有这些运动都需要爆发力、加速、减速和旋转。在足球中，内收肌也参与传球和射门动作。以下是预防内收肌肌腱病的方法。

　　首先，在赛季前可以做一些评估来确定球员的概况。姿势测试和筛查是基础[62]。先观察静态姿势，然后通过美国国家运动医学研究院的过头深蹲测试和单腿蹲举测试对动态姿势进行评估。这些测试使我们能够确定任何不平衡和代偿。每个功能障碍都与肌肉活动不足和肌肉过度活动有关。功能性动作检测也可以同时使用[63]。这些测试提供的信息可以解释反复受伤或受伤的风险［如膝外翻和前交叉韧带（anterior cruciate ligament，ACL）撕裂的风险］。以下是功能异常和失衡增加内收肌肌腱病风险的例子：核心肌无力（特别是腹外斜肌）、臀大肌无力和臀中肌无力伴脊柱前凸。

　　其次，存在一种下交叉综合征，表现为与臀肌薄弱、腹部无力、髋屈肌紧绷及竖脊肌紧绷（导致脊柱前凸）有关。腹肌无力与内收肌肌腱病之间的关系是众所周知的。在活动过程中，核心力量在平衡身体、维持骨盆方面起着重要作用。如果核心肌群薄弱，身体会通过过度激活周围肌肉（如内收肌或腘绳肌）来进行代偿，并可能导致肌腱病变。

　　第三，活动度是预防任何损伤（尤其是腹股沟区域损伤）的关键。我们知道，由于内收肌的特殊作用，足球运动员髋部的活动度有限[64]。许多运动练习和伸展姿势的存在都是为了对抗僵硬和减少炎症发生的风险。

　　第四，本体感觉应列入内收肌的预防方案。实际上，内收肌是持续紧张的，有助于人体保持姿势。它们应该在任何情况下（包括旋转）工作，以减少炎症的风险。

　　强化肌肉对预防病变至关重要。预防内收肌肌腱病变有两种方法。第一种是通过离心运动模式强化内收肌复合体（短收肌、大收肌、长收肌、耻骨肌和股薄肌）和髋屈肌复合体[51,65－68]。实际操作可由物理治疗师负责。体重和机器也有助于增强这些肌肉。我们重申，这些肌肉应保留离心模式训练达到拉伸和伸展的效果。应当补充的是，用弹力带来训练内收肌复合体并不是十分合适的。第二种方法是整体强化。主要目的是增加臀肌和核心的力量来稳定骨盆和躯干，以释放内收肌复合体的过度张力。

最后，训练负荷的管理对于预防各种应力损伤，如肌腱疾病，是非常有用的。医务和技术人员要一起确定每个球员的极限和风险。有许多方法，可以通过主观测试如问题、自觉疲劳评分（RPE）、感觉、睡眠、疲劳等和（或）心率变异性等客观测试来控制训练负荷[69,70]。

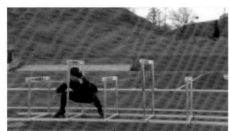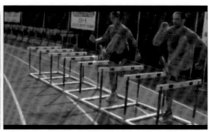

图 3.9　静态深蹲、跨栏

以下是一些预防内收肌肌腱病的例子：

（1）**移动性**：静态深蹲、跨栏（图 3.9）。

1）拉伸，用泡沫轴放松肌筋膜。适用于内收肌、髋屈肌、竖脊肌（如果前凸过度）。

2）强化内收肌的离心运动：屈膝躺下、直腿躺下、坐下；抗阻、负重下侧弓步（使用滑块）和机器协助（图 3.10）。

3）强化髋屈肌的离心运动：手动抗阻、负重或额外的负荷。

4）整体强化内收肌：相扑深蹲、相扑硬举、劈叉深蹲、弓步、踏步。

5）加强臀大肌：臀部伸展、臀部推挤或整体运动，如深蹲或硬举。加强臀中肌：侧卧和髋外展，弹力带套在膝关节上方做横向运动；外侧踏步或外侧弓步，甚至带上弹力带后做上述整体运动。

（2）**核心训练**：前、侧平板及所有变化（静态或动态；用健身球或生理球）。可以增加斜肌的具体动作。

（3）**本体感觉训练**：多种状态的单腿站立，如平面、静态或动态、闭眼或睁眼、器械操作、旋转等。

现在让我们来看一个这种损伤康复治疗的例子。我们讨论了训练和球的部分。如前所述，我们在这些疗程之前和（或）之后增加了治疗和强化。这里有一个训练建议：运动员先骑自行车热身，然后对内收肌复合体进行特定的训练方案（物理治疗师的手法治疗，在等速肌力测试仪上或在机器上训练）。随后，他们有技巧地在场地上热身，然后开始下面的场地项目。训练的最后一部分是在健身房进行全面的强化，核心力量锻炼、伸展或自我肌筋膜放松。经过几次离心运动的训练后，球员们可以开始跑步了。球员每天跑步的时间逐渐延长：10 min，2 × 10 min，2 × 15 min。然后我们引入加速；球员必须在禁区宽度内加速，再在场地宽度内加速，然后在场地长度内加速。到这阶段，我们加入足球，首先是简单的技术训练。逐渐地，球员会在不同强度下进行比赛。下一步是强度训练：运动员进行间歇训练（2 × 8 min，最大有氧运动速度 10 s / 被动恢复 20 s）。与此同时，足球训练的比重也在增加，对身体和肌肉的锻炼也更加密集。在足球场的训练中，我们指的是跑步和足球训练，球员必须意识到他们比赛中可能经历的所有情况：以不同的速度跑步、改变方向、旋转、加速/减速、带球、传球、对抗、跳跃等。在训练期间的任何时候，我们都会控制训练负荷，并在必要时调整训练时间（图 3.11）。

3.9 综合治疗及治疗适应证

腹股沟疼痛在运动中很常见，但在许多诊断中，内收肌止点肌腱病是四种形式中最常见的一种，它可以独立或伴随其他问题出现。我们的目的是详细说明临床资料、病因和治疗计划，同时提供标准以排除其他病理情况。在这种情况下，尽快确诊非常重要。尽早求医至关重要；在有医务人员在场的专业足球俱乐部这很容易，但对于在体育运动或日常生活中的业余运动员来说，这可能有很大困难，他们难以即时请医生会诊。

3.9.1 早期观察对象：急性模式

（1）通过触诊疼痛，内收肌伸展、内收肌抗阻疼痛来证实长收肌损伤。

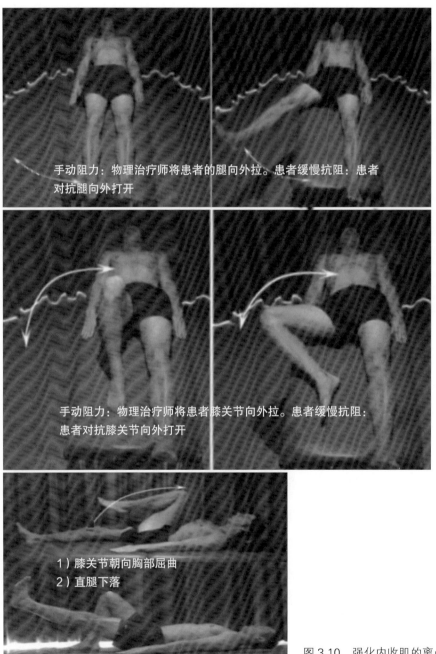

手动阻力：物理治疗师将患者的腿向外拉。患者缓慢抗阻：患者对抗腿向外打开

手动阻力：物理治疗师将患者膝关节向外拉。患者缓慢抗阻：患者对抗膝关节向外打开

1）膝关节朝向胸部屈曲
2）直腿下落

图 3.10　强化内收肌的离心运动

（2）髋屈肌和躯干无疼痛，可以排除腹直肌肌腱病。如果存在用力咳嗽后疼痛或在突然咳嗽时腹股沟环疼痛加剧，即为运动性耻骨痛。

（3）髋关节活动范围不受限，排除关节病。

（4）FADIR 试验时无疼痛，排除 FAI（股骨髋臼撞击综合征）。

治疗包括休息、骑自行车，在强度、活动度和速度逐渐增加期间和之后的无疼痛的手法离心运动，一次一个标准。当能达到外部姿势时，可以恢复场地上的无痛康复。

3.9.2 晚期观察对象：慢性模式

由于相邻解剖结构的复杂性，慢性疼痛的扩散使确诊困难得多。首先应排除病理性髋部病变。

临床上，疼痛见于：

· 触诊长收肌止点。

· 内收肌收缩。

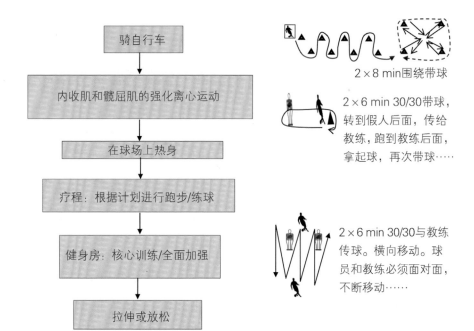

图 3.11 内收肌损伤康复治疗法则

- 有限和有痛的拉伸（FABER 试验）。

- 抵抗内收。

- 抵抗髋屈曲。

- 抵抗躯干屈曲。

- 触诊腹直肌耻骨附着处。

- 测试对侧内收肌。

但缺乏肯定单独形式出现的证据。虽然在这个阶段很少见，但是慢性内收肌肌腱损伤与腹后壁薄弱之间的相关性非常高。

治疗包括应用 NSAID，拉伸和离心运动，在非受累区域、低强度、逐渐增加标准并遵循无痛的原则，髋关节屈肌、躯干和旋转肌使用相同的方案，然后使用等速肌力测试仪跟踪数值的变化过程，并以客观标准辅助。通过超声和 MRI 检查明确诊断肌腱损伤程度和排除其他问题。每隔 3 周注射一次富血小板血浆（PRP），共注射 2 次，同时进行离心运动辅助，运动员可以在不到 2 个月的时间内完全缓解疼痛。恢复比赛后，体力活动量如何增加需听从专业意见。医生、物理治疗师和医疗教练之间的合作对球员的全面康复至关重要。

对于失败的情况：尽管治疗方案都充分实施了，但在 2 个月后仍持续疼痛，病变肌腱和周围结构组织无法愈合的情况下，可采用浅表肌腱切除术 [14, 58, 73]，或使用 Shouldice 法进行腹壁强化手术。

3.10　结论

腹股沟肌腱病是一种需要丰富临床知识去诊治的疑难疾病。它是运动员四大腹股沟综合征之一：内收肌肌腱病、腹直肌肌腱病、后腹壁无力和耻骨骨关节病。它可能是单独出现的，但往往与其他病变有关。诊断应明确各种病变的具体部位和类型，以便采取适当的治疗：保守治疗和药物单独治疗，在 2~3 个月的药物治疗失败后，特别是治疗延迟时，常常需要手术治疗。风险因素的识别在专业运动中至关重要，但在业余运动中却作用不大。在体育界和公众中应宣传这种疾病，以及尽早就医的重要性。

参考文献

［1］Maffulli N, Renstrom P, Leadbetter WB (2005) Part 1 Tendon injuries, vol 5, Basic science and clinical medicine. Springer, London, pp 32–35.

［2］Werner J, Hägglund M, Waldén M, Ekstrand J (2009) UEFA injury study: a prospective study of hip and groin injuries in professional football over seven consecutive seasons. Br J Sports Med 43(13):1036–1040.

［3］Gilmore J (1998) Groin pain in the soccer athlete: fact, fiction, and treatment. Clin Sports Med 17(4):787–793.

［4］Ekstrand J, Hilding J (1999) The incidence and differential diagnosis of acute groin injuries in male soccer players. Scand J Med Sci Sports 9(2):98–103.

［5］Kaux JF, Forthomme B, Goff CL, Crielaard JM, Croisier JL (2011) Current opinions on tendinopathy. J Sports Med Sci 10(2):238.

［6］Valent A, Frizziero A, Bressan S, Zanella E, Giannotti E, Masiero S (2012) Insertional tendinopathy of the adductors and rectus abdominis in athletes: a review. Muscles Ligaments Tendons J 2:142–148.

［7］Robertson BA, Barker PJ, Fahrer M, Schache AG (2009) The anatomy of the pubic region revisited: implications for the pathogenesis and clinical management of chronic groin pain in athletes. Sports Med 39(3):225–234.

［8］Tuite DJ, Finegan PJ, Saliaris AP, Renstrom PA, Donne B, O'Brien M (1998) Anatomy of the proximal musculotendinous junction of the adductor longus muscle. Knee Surg Sports Traumatol Arthrosc 6:134–137.

［9］Strauss EJ, Campbell K, Bosco JA (2007) Analysis of the cross-sectional area of the adductor longus tendon: a descriptive anatomic study. Am J Sports Med 35:996–999.

［10］Zoga AC, Kavanagh EC, Omar IM et al (2008) Athletic pubalgia and the "sports hernia": MR imaging findings. Radiology 247(3):797–807.

［11］McIntyre J, Johnson C, Schroeder EL (2006) Groin pain in athletes. Curr Sports Med Rep 5:293–299.

［12］Tyler TF, Silvers HJ, Gerhardt MB et al (2010) Groin injuries in sports medicine. Sport Health 20:1–6.

［13］Bisciotti GN, Auci A, Di Marzo F, Galli R, Pulici L, Carimati G, Quaglia A, Volpi P (2015) Groin pain syndrome: an association of different pathologies and a case of presentation. Muscles Ligaments Tendons J 5(3):214–222.

［14］Bouvard M, Lippa A, Reboul G (2011) Pubalgie du sportif. Appareil locomoteur, 14–323–A–10. Elsevier Masson SAS, Paris.

［15］Sailly M (2013) La pubalgie du sportif en pratique. Sci Sport 28(4):225–232.

［16］Thorborg K, Holmich P (2013) Advancing hip and groin injury management: from eminence to evidence. Br J Sports Med 43:602–605.

［17］Orchard JW, Read JW, Neophyton J (1998) Groin pain associated with ultrasound findings of inguinal canal posterior wall deficiency in Australian rules footballers. Br J Sports Med 23:141–145.

［18］Ferret JM (2012) La hanche du sportif: l'oeil du terrain in Sport et vieillissement articulaire avec arthrose précoce et conflit antérieur de hanche. Revue de chirurgie orthopédique et raumatologique 98:313–314.

［19］Bouvard M, Lippa A, Reboul G, Lutz C (2012) Mise au point: La pubalgie du sportif. J Traumatol Sport 29:105–128.

［20］Weir A, de Vos RJ, Moen M, Hölmich P, Tol JL (2011) Prevalence of radiological signs of femoroacetabular impingement in patients presenting with long–standing adductor–related groin pain. Br J Sports Med 45:6–9.

［21］Nepple JJ, Brophy RH, Matava MJ, Wright RW, Clohisy JC (2012) Radiographic findings of femoroacetabular impingement in National Football League combine athletes undergoing radiographs for previous hip or groin pain. Arthroscopy 28:1396–1403.

［22］Allen D, Beaulé PE, Ramadan O, Doucette S (2009) Prevalence of associated deformities and hip pain in patients with cam–type femoroacetabular impingement. J Bone Joint Surg Br 91:589–594.

［23］Bonin N, Tanji PH (2012) Sport et conflit: relation entre conflit et lésions articulaires.in Sport et vieillissement articulaire avec arthrose précoce et conflit antérieur de hanche. Revue de chirurgie orthopédique et traumatologique 98:315–317.

［24］Agricola R, Bessems JH, Ginai AZ, Heijboer MP et al (2012) The development of Cam–type deformity in the adolescent and young male soccer players. Am J Sports Med 40(5): 1099–1106.

［25］Ganz R, Parvizi J, Beck M, Leunig M, Nötzli H, Siebenrock KA (2003) Femoroacetabular impingement: a cause for osteoarthritis of the hip. Clin Orthop Relat Res 417:112–120.

［26］Siebenrock K, Ferner F, Noble P, Santore R, Werlen S, Mamisch TC (2011) The cam–type deformity of the proximal femur arises in childhood in response to vigorous sporting activity.

Clin Orthop Relat Res 469:3229–3240.

[27] Murray RO, Duncan C (1971) Athletic activity in adolescence as an etiological factor in degenerative hip disease. J Bone Joint Surg Br 53(3):406–419.

[28] Philippon MJ, Weiss DR, Kuppersmith DA, Briggs KK, Hay CJ (2010) Arthroscopic labral repair and treatment of femoroacetabular impingement in professional hockey players. Am J Sports Med 38:99–104.

[29] Siebenrock KA, Schoeniger R, Ganz R (2003) Anterior femoro–acetabular impingement due to acetabular retroversion. Treatment with periacetabular osteotomy. J Bone Joint Surg Am 85:278–286.

[30] Morales–Conde S, Socas M, Barranco A (2010) Sportsmen hernia: what do we know? Hernia 14:515.

[31] Pesquer L, Reboul G, Dallaudiere B, Meyer P (2013) Imagerie de la tendinopâthie des adducteurs. In: Actualités en échographie de l'appareil locomoteur. Sauramps Medical Ed, Montpellier, pp 55–64.

[32] Riley G (2004) The pathogenesis of tendinopathy. A molecular perspective. Rheumatology 43:131–142.

[33] Estwanik JJ, Sloane B, Rosemberg MA (1988) Groin strain and other possible causes of groin pain. Phys Sport Med 19:59–65.

[34] Puig PL, Trove P, Savalli L (2004) La pubalgie: du diagnostic au retour sur le terrain. Ann Readpt Med Phys 47(6):356–364.

[35] Orchard J, Read JW, Verrall GM, Slavotinek JP (2000) Pathophysiology of chronic pain in the athlete. ISMJ 1(1).

[36] Nicolas SJ, Tyler TF (2002) Adductor muscle strains in sport. Sports Med 5:339–344.

[37] Busquet L (2013) Traitement préventif pour diminuer la fréquence des pubalgies: analyse de la méthode des chaînes physiologiques. Kiné Actualité 1341:18–23.

[38] Seiller M, Mathieu R, Ferret JM (1990) Morphotype du footballeur: constat clinique à partir d'une population de joueurs professionnels. Sports Med 44:1–8.

[39] Ferret JM (2007) Prévention de la pubalgie. Compte rendu Congrès Pubalgie Bordeaux.

[40] Holmich P, Holmich LR, Bjerg AM (2004) Clinical examination of athletes with groin pain: an intraobserver and interobserver reliability study. Br J Sports Med 38:446–451.

[41] Weir A, Jansen J, van Keulen J, Mens J, Backx F, Stam H (2010) Short and mid–term results of a comprehensive treatment program for longstanding adductor–related groin pain in

athletes: a case series. Phys Ther Sport 11(3):99–103.

[42] Lowell G, Galloway H, Hopkins W, Harvey A (2006) Osteitis pubis and assessment of bone marrow edema at the pelvic symphysis with MRI in a elite junior man soccer quad. Clin J Sports Med 16:117–122.

[43] Brennan D, O'Connell MJ, Ryan M, Cunningham P, Taylor D, Cronin C et al (2005) Secondary cleft sign as a marker of injury in athletes with groin pain: MR image appearance and interpretation. Radiology 235:162–167.

[44] Pesquer L, Reboul G, Silvestre A, Poussange N, Meyer P, Dallaudiere B (2015) Imaging of adductor–related groin pain. Diagn Interv Imaging 96(9):861–869.

[45] Brasseur JL, Laulom JP (2013) Pubalgie: apport de l'échographie. J Traumatol Sport 30:36–41.

[46] Peetrons P (2007) les pubalgies: approche par l'échographie. In: Bassin et Hanche. Monographies de la SIMS. Sauramps Medical Ed, Montpellier, pp 179–183.

[47] Jansen JA, Mens JM, Backx FJ et al (2008) Treatment of longstanding groin pain in athletes: a systematic review. Scand J Med Sci Sports 18:263–274.

[48] Holmich P, Uhrskou P, Ulnits L et al (1999) Effectiveness of active physical training as a treatment for longstanding adductor –related groin pain in athletes: randomized trial. Lancet 353:439–443.

[49] Fyfe I, Stanish WD (1992) The use of eccentric training and stretching in the treatment and prevention of tendon injuries. Clin Sports Med 11(3):601–624.

[50] Queiros Da Silva C, Cotte T, Vicard L, Chantelot L, Ferret JM (2005) Interest of eccentric isokinetic exercises in cases of calcaneal tendinosis and thigh muscular injuries prospective study results. Isok Exerc Sci 13:39–44.

[51] Stanish WD, Rubinovich RM, Curwin S (1986) Eccentric exercise in chronic tendinitis. Clin Orthop Relat Res 208:65–68 J.–M. Ferret et al.

[52] Jensen J, Hölmich P, Bandholm T, Zebis MK, Andersen LL, Thorborg K (2014) Eccentric strengthening effect of hip adductor training with elastic bands in soccer players: a randomized controlled trial. Br J Sports Med 48(4):332–338.

[53] Bouvard M, Dorochenko P, Lanusse P, Duraffour H (2004) La Pubalgie du sportif: stratégie thérapeutique. Revue de la littérature et proposition d'un protocole de rééducation. J Traumatol Sport 21:146–163.

[54] Kaux JF, Crielaard JM (2013) Platelet–rich–plasma application in the management of chronic

tendinopathies. Acta Orthop Belg 79:10–15.

［55］Le Picard P, Reboul G, Vuckovic Z (2013) Mise au point: le traitement chirurgical des pubalgies.Sci Sport 28:233–238.

［56］Le Gall F (1993) la pubalgie du sportif. A propos de 214 cas. Thèse de médecine Rennes.

［57］Rifi M, Muller J, Mezghani S, Londero A, Jaeger JH (2009) Intervention de Nesovic dans le traitement des pubalgies chez le footballeur. A propos d'une série de 80 cas. J Traumatol Sport 26:81–84.

［58］Thomas JG, Kaitlin M, Carroll BS, Amun M, Andrew JW, Guillaume BS, Dumont D, Randy MC (2014) Surgical technique for treatment of recalcitrant adductor longus tendinopathy. Arthrosc Tech 3(2):e293–e297.

［59］Orchard JW (2015) Men at higher risk of groin injuries in elite team sports: a systematic review. Br J Sports Med 49(12):798–802.

［60］Rochcongar P (2013) Prévention de la pubalgie. In: Acquisition en médecine physique et de Réadaptation. Prévention des troubles musculo–squelettiques chez le sportif. Sauramps Medical Ed, Montpellier, pp 130–134.

［61］Gibbon WW (1999) Groin pain in athletes. Lancet 353(9162):1444–1445.

［62］McCall A (2015) Injury risk factors, screening tests and preventive strategies: a systematic review on the evidence that underpins the perception and practices of 44 soccer teams from various premier leagues. Br J Sports Med 49:583–589.

［63］Gray Cook (2014) Functional Movement Screening: the use of fundamental movements as an assessment of function, Part 1. The International Journal of Sports Physical Therapy. 9(3):396.

［64］brahim A, Murrell GA, Knapman P (2007) Adductor strain and hip range of movement in male professional soccer players. J Orthopaedic Surg 15(1):46–49.

［65］Stanish WD (1984) Overuse injuries in athletes: a perspective. Med Sci Sports Exerc 16(1):1–7.

［66］Middleton P, Montero C (2004) Eccentric muscular contraction: implications in treatment of athletes. Ann Readapt Med Phys 47(6):282–289.

［67］Frizziero A et al (2014) The role of eccentric in sport injuries rehabilitation. Br Med Bull 110:47–75.

［68］Rees JD et al (2009) Eccentric exercises: why do they work, what are the problems and how can we improve them. Br J Sports Med 43:242–246.

［69］Aubert AE (2003) Heart rate variability in athletes. Sports Med 33(12):889–919.

［70］Baumert M (2006) Heart rate variability, blood pressure variability, and baroreflex sensitivity in overtrained athletes. Clin J Sport Med 16(5):412–417.

［71］Barthelemy Y, Kaux JF, Ferret JM (2014). Isocinétisme et sport de haut niveau: Applications à la traumatologie du sport. Scinece et Motricité 85:77–91.

［72］Gill TJ, Carroll KM, Makani A, Wall AJ, Dumont GD, Cohn RM (2014) Surgical technique for treatment of recalcitrant adductor longus tendinopathy. Arthrosc Techn 3(2):e293–e297.

［73］Reboul G (2014) La chirurgie de la tendinopathie des adducteurs. Congrès 1ère journée européenne de la Pubalgie. Clinique du Sport Bordeaux Merignac. Bordeaux.

［74］Dallaudière B, Lempicki M, Pesquer L, Louedec L, Preux PM, Meyer P, Hummel V, Larbi A, Deschamps L, Journe C, Hess A. Silvestre A, Sargos P, Loriaut P, Boyer P (2013). Effi cacité de l'injection intra–tendineuse du plasma riche en plaquettes dans le traitement tendinosis: évaluation globale d'un modèle de rat. Eur Radiol 23:2830.

第四章　股直肌肌腱病

Stefano Dragoni，Andrea Bernetti 编

鞠晓东　刘振龙　译

　　摘要　股直肌肌腱病在运动创伤中并不常见。其可以发生在高强度反复离心负荷运动中，如在短跑和踢球时，下肢的伸长最大。这些症状表现为髋关节前部逐渐出现疼痛和不适，且通常会因运动而加剧，尤其是在跳跃和跑步过程中。病史和临床评估，包括肌腱触诊和抗阻试验，对于做出适当的诊断至关重要。影像学检查有助于确诊。超声和 MRI 可提供有价值的诊断信息，可用于规划治疗策略。保守治疗包括口服和局部应用消炎药及多种物理治疗。大多数情况不需要手术治疗；对于某些在保守治疗 3~6 个月内失败或患有钙化肌腱病的患者，可以选择手术治疗。

4.1　概述

　　肌腱、骨骼和关节的过度使用是运动中普遍存在的问题，过度使用损伤对运动医学医生来说是一个挑战。跟腱、髌骨和冈上肌腱经常是过度使用的损伤部位，而在运动医学的临床实践中并不经常观察到股直肌肌腱病[1]。

　　肌腱病是一个笼统的术语，表示肌腱或其周围组织有非撕裂性损伤。机械负荷会加剧肌腱损伤，并可能导致长期残疾[2]。

　　在运动员中，股直肌 / 肌腱急性损伤的发生率很高，仅次于下肢急性损伤中的腘绳肌撕裂。

　　股直肌急性损伤在足球运动员中很常见，因为踢球动作涉及强力的离心收缩，在向前踢腿起始阶段伴随被动拉伸。

　　在短跑和脚踢中，最大的拉长离心力很强，容易使股直肌受伤。尽管近端损伤主要是肌腱性或肌腱膜性损伤，但也可以看到近端肌腱撕脱或撕裂，涉及直头、间接头或联合头。据报道，间接头完全或部分撕裂比直头和联合头损伤更常见。已经有学者提出，近端股直肌的止点损伤可能会从间接头发展到直头，然后再损伤联合头[3, 4]。

骨骼发育未成熟的运动员具有相同的急性损伤机制，可能会由于骨骺未闭合，较为薄弱，易导致直头起点附着的髂前下棘撕脱性骨折，而成年人做相同动作，反复进行高强度运动可能会导致肌腱病[5]。

4.2 解剖与功能解剖

股直肌是股四头肌组中最表浅，唯一的跨双关节肌肉。它的近端起点复杂，主要有两个近端起点。直头位于前髋，起源于髂前下棘并形成前腱膜。

间接头或反折头位于髋关节前外侧，起于髋臼上沟和髋关节囊后部，形成深部中央腱膜，延伸至肌肉的下 1/3。两个头以锐角结合，并在距其起点约 2 cm 处形成联合腱（图 4.1）。反折头的下缘可能会形成第三头，附着于臀小肌浅层，并附着于髂股外侧韧带深层[6-8]。

有时在直头和髂前下棘之间有滑囊。

肌腱没有滑膜鞘，被腱周组织覆盖，其形态和结构特征可与跟腱或股四头肌腱的类似解剖结构相媲美。

通常，腱与骨通过多组织界面融合为一体[9]，该融合发生在专门的界面，其病变称为肌腱末端病。

肌腱和韧带可通过纤维或纤维软骨止点止于骨面，比单纯纤维连接更常见。

股直肌的直头腱在其与骨交界处属于纤维软骨止点，从骨到肌腱有四个过渡区域。第一个区域位于骨腱连接处的远端，由肌腱组成，并由成纤维细胞组成。第二个区域由未钙化的纤维软骨组成，纤维软骨由纤维软骨细胞组成。第三个区域是矿化的纤维软骨。第四个区域由骨组成[10]。

关于功能方面，电生理研究表明，在行走过程中，股直肌的功能独立于大腿肌群。它在承重过程中伸展膝关节，强力屈髋并稳定股骨上的骨盆。如前所述，这些解剖学特点，再加上在短跑和脚踢过程中最大限度加长的强离

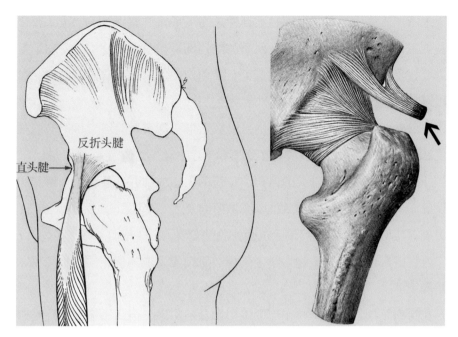

图 4.1　左图为股直肌直头腱和反折头腱；右图为联合腱（黑色箭头）

心负荷，可使股直肌遭受急性和过度使用的伤害 [3, 11, 12]。

4.3　病理生理学

肌腱拉伸承重区域包括三种主要成分：①主要是纵向排列的 I 型胶原纤维；②水分充足、无胶原的细胞外基质（富含黏多糖）；③细胞，传统上健康肌腱中的主要细胞群为产生胶原的成纤维细胞，负责胶原纤维和细胞外基质的合成。除了肌腱的主要承重部分外，还有广泛的网状肌间筋膜（内生肌腱），主要分布有神经和少量小血管 [13]。

肌腱病变的主要原因是过度使用，这是肌腱、骨骼和关节过度、重复或不适当地超负荷的结果。

可导致肌腱病的原因很多，涉及生物学、解剖学和机械因素。快速加速和减速或离心活动等频繁动作与这些病状有关 [14]。

此外，某些关节周围强度和柔韧性之间不平衡、训练错误、技术错误及设备不正确也可能会导致受伤。肌腱的结构性损伤是由反复的应变和承受力或需要技术和力量的技能活动引起的负荷而产生的。在股直肌肌腱中，过度使用通常发生在短跑开始时的踢和爆发性动作。

每个患者都可以呈现出独特的风险因素群，这些风险因素可能与肌腱病的发展有关，临床医生可以决定在评估和治疗中应强调的因素。

外在因素包括：①过大的体积、负荷的大小或加载速度；②训练错误，如设备不佳及负荷量或负荷类型的突然或急剧变化（如突然改变为另一种鞋）；③温度等环境条件（如寒冷的天气会使肌腱变硬）；④地面条件。

内在因素包括个体生物力学（错位、肌肉无力或失衡，柔韧性降低），年龄和肥胖。

在疾病早期，炎症即可在周围组织中显示出来，但尚不清楚炎症是否与肌腱病的病因有关。在疾病终末期，典型的炎症变化在人体的肌腱病理中并不常见[15]。

肌腱病变的组织学描述表明胶原纤维的变性改变和排列混乱及血管的增加[16]。

在肌腱止点病变中，通常会出现局灶性脂肪变、黏液样变、囊性和透明质变、钙化及胶原纤维结构的改变，而正常的平行束会丢失[17]。

肌腱病患者表现出肌腱增厚，但能量存储能力降低，这意味着在相同负荷下，他们的肌腱比健康个体表现出更高的应变。

此外，一旦出现症状和疼痛，随之而来的运动功能障碍可能会引起疾病迁延不愈。尤其是肌腱疼痛会在患处引起广泛的运动抑制，这是通过肌电图评估发现的肌肉活动减少所证明的。肌腱病患者还倾向于使用会向肌腱施加过多或异常负荷的运动方式。错误的运动可能是导致慢性病或迁延不愈的根本原因或原因之一[18]。

在某些慢性肌腱病中，钙化性肌腱炎可见于肌腱止点处。

钙沉积的起源和吸收的确切病因尚不确定。急性钙化性肌腱炎在很大程度上是特发性的，但一些报告表明，反复或局部创伤是钙沉积的原因。而乌特霍夫（Uhthoff）等人认为病因可能是机械或血管改变引起了局部缺氧。缺氧会导致软骨细胞将肌腱变性为纤维软骨，并随后发生钙化。血管生成反应将最终使沉积物被巨噬细胞吸收，从而恢复对组织的正常灌注和氧张力。钙吸收后，肌腱很可能通过合成新的基质来恢复其原始结构[19]。

尽管钙化肌腱病可在任何肌腱止点发生，但最常见的是累及肩袖、跟腱或髌腱。通常，在臀部区域，钙化常见于涉及髋外展肌腱的臀肌粗隆区域。股直肌起点的钙化沉积是一种罕见的疾病，金（King）和范德普尔（Vanderpool）于 1967 年首次认识到这种疾病，近年来，仅报道了很少的病例[20]。

关于股直肌钙化性肌腱炎的大多数文献都描述了反折头的累及。与直头相比，由于靠近髋关节囊，反折头的钙化性肌腱炎更容易出现急性发作。由于钙质物质破裂进入关节而引起的急性疼痛加重可能是原因之一[21]。

4.4 临床方面

股直肌肌腱病症状包括在体育运动过程中髋关节前部疼痛逐渐发作和压痛，尝试伸直腿或伸膝抗阻时，可能会再现这种症状。早晨或休息一段时间后，疼痛和僵硬可能最严重。

全面的临床病史和特定的体格检查对做出适当的诊断和制订具体的治疗计划至关重要。

在病史方面，常规训练经常会发生变化，如里程的增加，不同的训练场地、不充分的热身或拉伸。

从主观上讲，运动员开始运动时会主诉疼痛，通常运动会加剧疼痛，特别是在热身、跳跃和跑步过程中。

急性钙化性肌腱炎的临床表现包括严重的局部疼痛、肿胀、压痛和功能丧失。

准确收集临床病史之后进行体格检查时，患者通常会在抗阻检查、被动拉伸及直接触诊时感到疼痛。

通常触诊和对肌腱施加压力会引起疼痛：运动员仰卧，检查者位于患侧，运动员髋关节被动屈曲至 90°，然后利用髂前下棘作为体表标志，触诊肌

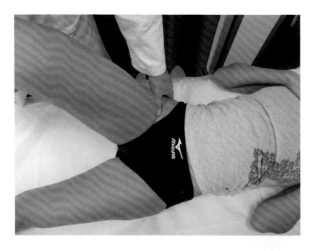

图 4.2　屈髋触诊股直肌腱

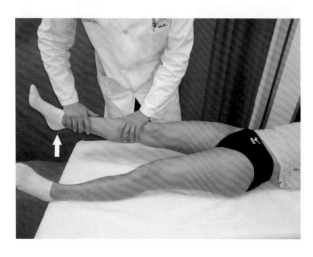

图 4.3　伸膝屈髋抗阻试验

腱（图 4.2）。

　　股直肌的肌力检查应包括伸膝屈髋抗阻试验和屈膝屈髋抗阻试验（图 4.3，图 4.4）。此外，对股直肌进行充分的肌力检查必须包括屈髋伸膝抗阻试验（图 4.5）和伸髋伸膝抗阻试验。

4.5　鉴别诊断

　　需要鉴别诊断的疾病很多，通常很难鉴别。必须综合分析髋部损伤，如急性髋关节关节炎、关节周围感染、髋臼唇撕裂、髋臼退行性变、软骨损伤、

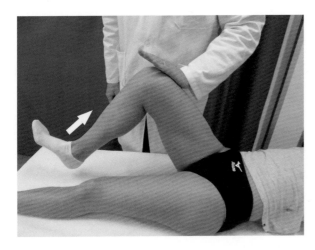

图 4.4　屈膝屈髋抗阻试验

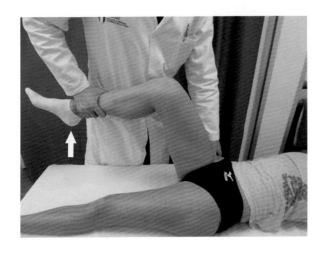

图 4.5　屈髋伸膝抗阻试验

股骨颈应力性骨折及股骨髋臼撞击综合征。在诊断过程中，必须牢记另一个引起疼痛的原因是弹响髋。它是一种以髋关节主动运动过程中疼痛和反复的"咔嗒"声为特征的综合征。已知有三种类型的弹响髋：关节内病变（可归因于游离体、髋臼唇病变、软骨瘤病、关节不稳或韧带撕裂），关节外病变（归因于髂胫束后半部半脱位或臀大肌前缘在股骨大转子止点处半脱位）和关节外的内部病变（归因于髂腰肌半脱位或股直肌肌腱病变）。

即使股直肌直头的钙化性肌腱炎极为罕见，它也可能撞击髂部的肌肉，从而导致痛性弹响髋（coxa saltans）。涉及该肌腱的其他病理改变可能导致类

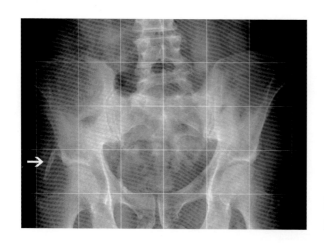

图 4.6　骨盆 X 线检查：股直肌钙化性肌腱炎（白色箭头）

似的增厚，可能易发内源性弹响髋[22]。

充分的病史和体格检查是进行特定诊断的首要步骤，也是最重要的步骤。在诊断不确定的情况下，通常使用诸如 X 线检查、超声或 MRI 等先进的成像技术来帮助诊断这些疾病。

4.6　影像学检查

X 线检查在股直肌病变的诊断中作用有限。前后位片和骨盆稍微倾斜的 X 线片能够显示钙化性肌腱炎和严重的骨或关节异常（图 4.6）。超声和 MRI 可以清楚显示腱鞘病变，它们都可很好地展现肌腱及其变化的解剖学细节。超声检查已被证明是一种准确、灵敏的诊断腹股沟区域肌腱损伤的无创成像技术。它具有快速、廉价且可广泛使用的优势，并且可以在动态测试期间使用。正常的表现很容易与病理性表现相区别，病理性发现可提供有价值的诊断信息，结合临床评估，如损伤的位置和程度对疾病进行诊断。

通过触诊很容易找到解剖标志（髂前下棘），使用高频换能器（探头）进行矢状位扫描，可以很容易地识别股直肌直头腱。将探头放置在轴向面上的髋关节前部（图 4.7），并向远侧移动 4~5 cm，以观察肌腱交界处。然后纵向扫描检查直头腱，将探头从内侧移动到外侧，可获得出色的形态和结构图像效果。从矢状面看，直头腱为圆柱形，边缘光滑，厚度约 0.5 cm，内部结

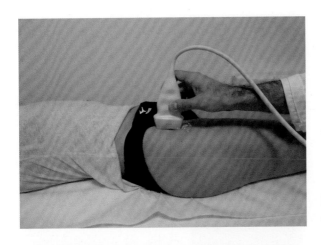

图 4.7　探头纵向放在髋关节的前部

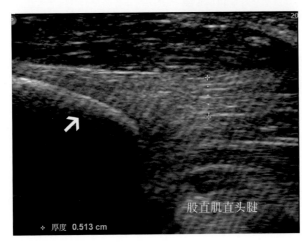

图 4.8　股直肌的常规超声纵向扫描，位于髂前下棘下方约 10 mm 处，厚度为 0.513 cm（白色箭头）

构均匀，高回声（图 4.8）。在轴向扫描中，肌腱或多或少呈椭圆形，位于髂前下棘上方（图 4.9）。矢状面图像可以对从髂前下棘起点到肌腱交界处的直头进行全面探查。横向移动探头，随着倾斜扫描角度，反折头表现为低回声带，朝着髋臼的上缘下降，在倾斜的轴向图像上可以最清楚地看到 [23, 24]。

　　众所周知，肌腱过度使用引起的病理改变以形态和结构的变化为代表。病理改变可能包括不规则、弥漫性或梭形增厚，其结构有或没有明显改变，如正常纤维质地的丧失和形状多样的异质性回声区域减少，分别对应局灶性

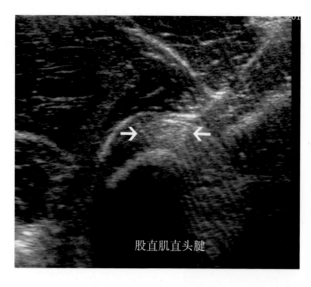

股直肌直头腱

图 4.9　正常超声轴向扫描时在髂前下棘上方的肌腱（白色箭头）

脂肪，黏液样、囊性和透明样变性（图 4.10）。

　　肌腱钙化表现为不同大小和形状的高回声形成，超声束向后衰减。

　　MRI 可获取三维评估影像，以可视化肌腱的病理状况，清楚地展现所有骨盆、臀部和腹股沟的变化。MRI 能够提供较高的固有组织对比度，从而可以区分正常和异常肌腱，而其较高的空间分辨率则可以识别详细的解剖结构。MRI 对软组织结构具有极高的分辨率，没有电离辐射，并且可以帮助诊断多种肌腱疾病，是对所有肌腱病进行诊断的可选检查。

　　正常的肌腱、韧带和纤维软骨在所有序列中信号强度均较低。

　　另一方面，肌腱病的特征是 T2 加权像序列上的增厚和实体内信号增加，这通常是肌腱异常的第一个迹象。病理性腱内高信号可以与液体区分开，因为它在 T2 序列上显得更亮。

　　肌腱病的 MRI 表现包括肌腱内信号轻度增加的病灶，通常是纵向取向（图 4.11）。

　　在钙化肌腱病变中，MRI 在传统的自旋回波（SE）T1 和 T2 加权图像上肌腱中的信号强度较低；但是，钙化并不总是可以容易地通过 MRI 检测出来。

　　最有价值的成像平面是沿腱走向的矢状面和轴向面。当需要其他信息时，可以使用冠状面图像。例如，查看肌腱交界处和（或）骨腱连接处的变化。

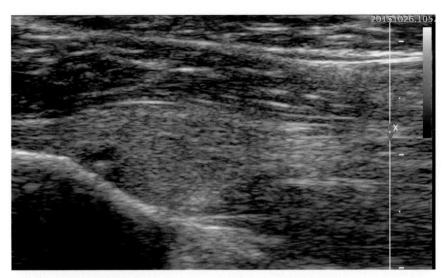

图 4.10 股直肌肌腱病的纵向超声扫描；肌腱较正常结构增厚

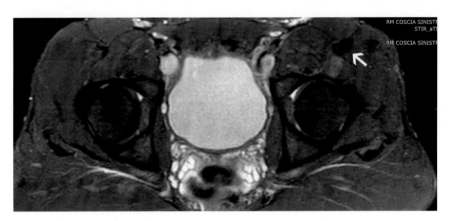

图 4.11 骨盆的轴向 STIR MRI 图像；肌腱较厚，内部结构变化极小

　　建议在三个平面上以适当的视野获取图像，以包括肌腱、肌腱交界处和髂前下棘近端。

　　股直肌腱常规检查规程中通常不使用静脉造影剂，因为使用静脉造影剂对病变的识别几乎没有作用。

4.7 保守治疗

股直肌肌腱病的早期治疗集中在减轻疼痛和炎症、恢复功能和预防再伤害上。肌腱炎治疗策略各不相同，主要是保守治疗。

口服非甾体抗炎药（NSAID）已被广泛使用数十年，以治疗与肌腱过度使用相关的疼痛。最近，提倡局部使用 NSAID 凝胶或贴剂。有证据表明，口服和局部使用 NSAID 均可在短期（7~14 天）内缓解与肌腱病相关的疼痛[25]。

毫不奇怪，症状持续时间较长，症状严重程度较高的患者更有可能对局部和口服 NSAID 均反应不良。

此外，长期使用 NSAID 会增加与这些药物相关的胃肠道、心血管和肾脏并发症的风险。总体而言，短期使用 NSAID 似乎是治疗与肌腱过度使用相关的急性疼痛的合理选择。没有明确的证据表明 NSAID 可以长期有效治疗慢性肌腱病。

股直肌肌腱病的治疗方案应包括具有多种可用方式的物理疗法，以制订康复方案。

首先，冷敷疗法可有效缓解急性疼痛，其使用已被广泛接受。湿毛巾反复浸泡冰水，反复冷敷 10 分钟通常是有效的[26]。

离心肌力训练方案也广泛用于康复中，然而，这种收缩可能会对肌肉产生负面影响。因为众所周知，与向心运动相比，离心运动对患者的肌肉损害更大[27]。从这些观点出发，应在康复方案中特别是在急性期谨慎引入离心运动，至少在第一阶段应在监督下进行离心运动。

此外，使用手法可改善疼痛评分和力量。横向摩擦按摩已用于治疗肌腱病，尽管对深摩擦按摩进行的 Cochrane 评估发现与其他疗法相比，深摩擦按摩手法无明显益处[28]。

在某些情况下，可以使用肌内效贴。经证实，肌内效贴在各种肌肉骨骼疾病中均有效。尽管其确切的作用机制尚未完全了解，但通过机械感受器激活神经肌肉功能相互作用是普遍认可的作用机制。在物理康复计划中，肌内效贴可能是一种有效的辅助治疗[29]（图 4.12）。

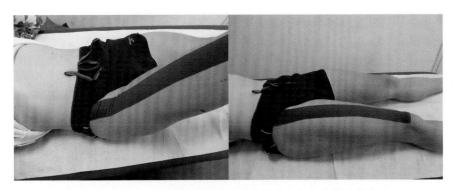

图 4.12 髋关节屈曲（左），髋关节和膝关节伸展（右）肌内效贴的应用

此外，可以应用一些其他效果良好的治疗方式。

学者对弱激光疗法（low-level laser-therapy，LLLT）进行了广泛研究，结果不一。一些研究表明，与安慰剂相比，LLLT 对肌腱病有改善作用[30]。

离子电渗疗法和超声渗透疗法是分别使用电离电流和超声波来增强皮肤局部给药的无创治疗方式。皮质类固醇或 NSAID 通常与这些方式一起用于治疗肌腱病，但尚无有关其疗效的证据。

热疗也已用于治疗肌腱病，但不适用于急性期。这种方式需要使用将浅层冷却系统与微波加热系统结合在一起的深层加热机器。可以将目标组织的温度提高约 4 ℃，且不会损坏皮肤。据推测，这种升高的温度可使血液流量增加，从而治愈受损区域。一项随机临床试验比较了在治疗肌腱病中热疗与超声的效果，热疗组在疼痛和患者满意度方面有显著改善[31]。

超声治疗可用于治疗肌腱病。用于治疗肩痛的物理疗法的系统综述表明，超声似乎对钙化性肌腱炎的治疗有效[32]。尽管股直肌钙化性肌腱炎很少见，通常可能是一种自限性疾病，但有些患者确实需要治疗。一些作者报告了体外冲击波疗法（ESWT）的使用，结果令人满意[33]。

体外冲击波疗法已被提倡用于治疗几种软组织疾病，包括足底筋膜炎、外上髁炎，以及冈上肌与跟腱的钙化性和非钙化性肌腱炎。

也有证据表明，ESWT 刺激肌腱细胞释放生长因子，可能促进肌腱愈合。陈（Chen）等报道，向大鼠跟腱病模型施加冲击波会导致肌腱细胞增殖增加，

转化生长因子 β1 和胰岛素生长因子 1 的表达增加 [34]。已经证明使用计算机导航在钙化性肌腱炎中施加冲击波可以提高疗效 [35]。

最后，对于某些患者在 CT 或荧光透视引导下局部注射类固醇是可能有效的治疗方法。即使涉及的机制尚不确定，局部类固醇和麻醉剂注射仍可快速进行，并能长期缓解疼痛并缩短临床过程。使用 80 mg 甲泼尼龙与 2 mL 0.5% 丁哌卡因 [36] 或 40 mg 甲泼尼龙与 1.5 mL 利多卡因的组合进行封闭治疗 [37]。

也可以通过注射透明质酸、富血小板血浆（PRP）和间充质干细胞（MSC）等治疗肌腱病。最近的一项研究表明，透明质酸可以刺激 I 型胶原的合成 [38]。此外，库马（Kumai）等证明了对患有末端病（外上髁炎、髌腱炎、跟腱炎和足底筋膜炎）的患者单次注射高分子透明质酸可能在临床上有效 [39]。

最近的一项研究表明，在单次类固醇注射后，也可以在腱鞘周围注射透明质酸 [40]。关于 PRP，有几项研究强调了其在肌腱病中的作用。德文波特（Devenport）等证明了超声引导下的 PRP 内膜内注射如何用于治疗近端腘绳肌肌腱病 [41]。此外，大多数的临床前研究表明，PRP 刺激肌腱的愈合过程 [42]。

间充质干细胞疗法是治疗肌腱病的一种新的再生方法。单次注射间充质干细胞治疗网球肘患者在短期至中期随访中症状显著改善 [43]。

将来可以将注射生长因子和（或）干细胞疗法作为其他类型肌腱病（如股直肌肌腱病）的替代性保守治疗方法，尤其是对于因非手术治疗无效而需要手术干预的患者。

当前的挑战在于进行随机对照临床试验以确定这些技术的有效性和安全性。

4.8 手术治疗

至今，尚无文献明确报道股直肌肌腱病的外科手术治疗适应证，这与其他形式的肌腱病（如冈上肌肌腱病或跟腱病）的情况相反。

在大多数情况下，股直肌肌腱病是一种自限性疾病，保守治疗效果好。大多数患者可以从保守治疗中获得缓解，因此，没有必要进行手术干预。对于经过正规保守治疗 3~6 个月失败的患者，手术干预可能是一种有效的选择。

仅肌腱完全断裂的情况下，即使没有建议的确切治疗方案，也应建议手术修复；实际上，文献中很少有相关报道。在手术修复的患者中，肌腱残端嵌入髂前下棘中的骨槽，并将缝线打结固定在骨道上[44]。

在疼痛性钙化肌腱病中，关节镜下切除钙化肌腱可取得令人满意的效果，对患者的风险很小，恢复快且短期效果令人满意。

如齐尼（Zini）等人所述，在钙化完全暴露后，可以使用 5.5 mm 钻通过两个标准入路（前外侧和前中部）将其去除[45]。

在难治性病例中或在创伤性损伤（即髂前下棘撕脱性骨折）后出现大块骨化形成时，可能需要手术切除钙化，传统上采用前路手术入路。

此外，髋关节镜检查提供了治疗这种病变的机会，从而提供了解决伴随病变的机会，如髋臼唇撕裂、股骨髋臼撞击综合征和软骨病变，而对髋部周围的软组织的损害最小[46]。

4.9 结论

肌腱、骨骼和关节的过度使用损伤是运动中普遍存在的问题，也是运动医学医生面临的挑战。即使在运动医学的临床实践中不常见的股直肌肌腱病，有时，如短跑和踢腿期间的强离心负荷也可能导致此种疾病发生。

患有股直肌肌腱病的运动员可在运动期间出现髋关节前部进行性疼痛和压痛。直腿抬高或伸膝抗阻时，可能会产生疼痛。早晨或休息一段时间后，疼痛和僵硬可能会更加严重。

全面的临床病史和特定的体格检查对于做出适当的诊断和制订具体的治疗计划至关重要。超声可以很容易地观察到股直肌直头，可以通过触诊很容易地识别髂前下棘，将其作为解剖学标志进行矢状位扫描。慢性病可导致钙化性肌腱炎；在这种情况下，临床表现包括严重的局部疼痛、肿胀、压痛和功能丧失。在钙化肌腱病变中，MRI 显示在传统的自旋回波（SE）T1 和 T2 加权像上，肌腱中的信号强度较低；但是，钙化并不总是容易通过 MRI 检测到，X 线检查可能更适合识别肌腱钙化。鉴别诊断很多，通常很难全部鉴别。股直肌肌腱病应与急性髋关节关节炎、关节周围感染、髋臼唇撕裂、髋臼退行性变和软骨损伤、股骨颈应力性骨折及股骨髋臼撞击综合征等髋部损伤鉴别。

参考文献

［1］ Lopes AD, Hespanhol J ú nior LC, Yeung SS, Costa LO (2012) What are the main running-related musculoskeletal injuries? A systematic review. Sports Med 42(10):891–905.

［2］ Harris-Adamson C, You D, Eisen EA, Goldberg R, Rempel D (2014) The impact of posture on wrist tendinosis among blue-collar workers: the San Francisco study. Hum Factors 56:143–150.

［3］ Orchard J, Seward H (2002) Epidemiology of injuries in the Australian football league, seasons 1997–2000. Br J Sports Med 36(1):39–44.

［4］ Ouellette H, Thomas BJ, Nelson E, Torriani M (2006) MR imaging of rectus femoris origin injuries. Skeletal Radiol 35(9):665–672.

［5］ Rossi F, Dragoni S (2001) Acute avulsion fractures of the pelvis in adolescent competitive athletes: prevalence, location and sports distribution of 203 cases collected. Skeletal Radiol 30(3):127–131.

［6］ Hasselman CT, Best TM, Hughes C 4th, Martinez S, Garrett WE Jr (1995) An explanation for various rectus femoris strain injuries using previously undescribed muscle architecture. Am J Sports Med 23(4):493–499.

［7］ Hapa O, Bedi A, Gursan O, Akar MS, G ü vencer M, Havitcioglu H, Larson CM (2013) Anatomic footprint of the direct head of the rectus femoris origin: cadaveric study and clinical series of hips after arthroscopic anterior inferior iliac spine/subspine decompression. Arthroscopy 29(12):1932–1940 .

［8］ Ryan JM, Harris JD, Graham WC, Virk SS, Ellis TJ (2014) Origin of the direct and reflected head of the rectus femoris: an anatomic study. Arthroscopy 30(7):796–802.

［9］ Apostolakos J, Durant TJ, Dwyer CR, Russell RP, Weinreb JH, Alaee F, Beitzel K, McCarthy MB, Cote MP, Mazzocca AD (2014) The enthesis: a review of the tendon-to-bone insertion. Muscles Ligaments Tendons J 4(3):333–342.

［10］ Benjamin M, Kumai T, Milz S, Boszczyk BM, Boszczyk AA, Ralphs JR (2002) The skeletal attachment of tendons – tendon "entheses" . Comp Biochem Physiol A Mol Integr Physiol 133(4):931–945.

［11］ Nene A, Mayagoitia R, Veltink P (1999) Assessment of rectus femoris function during initial swing phase. Gait Posture 9(1):1–9.

［12］Nene A, Byrne C, Hermens H (2004) Is rectus femoris really a part of quadriceps? Assessment of rectus femoris function during gait in able–bodied adults. Gait Posture 20(1):1–13.

［13］Weinreb JH, Sheth C, Apostolakos J, McCarthy MB, Barden B, Cote MP, Mazzocca AD (2014) Tendon structure, disease, and imaging. Muscles Ligaments Tendons J 4(1):66–73.

［14］Renstrom P, Woo S (2007) Tendinopathy: a major medical problem in sport. Blackwell Publishing Ltd, Oxford, pp 1–9.

［15］Cook JL, Khan KM (2007) Etiology of tendinopathy. Blackwell Publishing Ltd, Malden, pp 11–28.

［16］Khan KM, Cook JL, Bonar F, Harcourt P, Astrom M (1999) Histopathology of common tendi–nopathies. Sports Med 27(6):393–408.

［17］Ferretti A (1996) Tendinopatie (Generalit à e Classificazione) Casa Editrice Scientifica Internazionale. pp 181–202.

［18］Scott A, Backman L, Speed C (2015) Tendinopathy–update on pathophysiology. J Orthop Sports Phys Ther 21:1–39.

［19］Uhthoff HK, Sarkar K, Maynard JA (1976) Calcifying tendinitis: a new concept of its patho–genesis. Clin Orthop Relat Res 118:164–168.

［20］King JW, Vanderpool DW (1967) Calcific tendonitis of the rectus femoris. Am J Orthop 9(6):110–111.

［21］Braun–Moscovici Y, Schapira D, Nahir AM (2006) Calcific tendinitis of the rectus femoris. J Clin Rheumatol 12(6):298–300.

［22］Pierannunzii L, Tramontana F, Gallazzi M (2010) Case report: calcific tendinitis of the rectus femoris: a rare cause of snapping hip. Clin Orthop Relat Res 468(10):2814–2818.

［23］Bianchi S, Martinoli C, Waser NP, Bianchi–Zamorani MP, Federici E, Fasel J (2002) Central aponeurosis tears of the rectus femoris: sonographic findings. Skeletal Radiol 31:581–586.

［24］Pasta G, Nanni G, Molini L, Bianchi S (2010) Sonography of the quadriceps muscle: examination technique, normal anatomy, and traumatic lesions. J Ultrasound 13(2):76–84.

［25］Schorn D (1986) Tenoxicam in soft–tissue rheumatism. S Afr Med J 69(5):301–303.

［26］Wilson JJ, Best TM (2005) Common overuse tendon problems: a review and recommendations for treatment. Am Fam Physician 72(5):811–818.

［27］Peake JM, Suzuki K, Wilson G, Hordern M, Nosaka K, Mackinnon L, Coombes JS (2005) Exercise–induced muscle damage, plasma cytokines, and markers of neutrophil activation.

Med Sci Sports Exerc 37(5):737–745.

[28] Brosseau L, Casimiro L, Milne S, Robinson V, Shea B, Tugwell P, Wells G (2002) Deep transverse friction massage for treating tendinitis. Cochrane Database Syst Rev (4):CD003528.

[29] Paoloni M, Bernetti A, Fratocchi G, Mangone M, Parrinello L, Del Pilar CM, Sesto L, Di Sante L, Santilli V (2011) Kinesio taping applied to lumbar muscles influences clinical and electromyographic characteristics in chronic low back pain patients. Eur J Phys Rehabil Med 47(2):237–244.

[30] Bjordal JM, Lopes–Martins RA, Iversen VV (2006) A randomized, placebo controlled trial of low level laser therapy for activated Achilles tendinitis with microdialysis measurement of peritendinous prostaglandin E2 concentrations. Br J Sports Med 40:76–80; discussion 76–80.

[31] Giombini A, Di Cesare A, Casciello G, Sorrenti D, Dragoni S, Gabriele P (2002) Hyperthermia at 434 MHz in the treatment of overuse sport tendinopathies: a randomised controlled clinical trial. Int J Sports Med 23:207–211.

[32] Philadelphia Panel (2001) Philadelphia panel evidence–based clinical practice guidelines on selected rehabilitation interventions for shoulder pain. Phys Ther 81:1719–1730.

[33] Oh KJ, Yoon JR, Shin DS, Yang JH (2010) Extracorporeal shock wave therapy for calcific tendinitis at unusual sites around the hip. Orthopedics 33(10):769.

[34] Chen YJ, Wang CJ, Yang KD, Kuo YR, Huang HC, Huang YT, Sun YC, Wang FS (2004) Extracorporeal shock waves promote healing of collagenase–induced Achilles tendinitis and increase TGF–beta1 and IGF–I expression. J Orthop Res 22:854–861.

[35] Sabeti–Aschraf M, Dorotka R, Goll A, Trieb K (2005) Extracorporeal shock wave therapy in the treatment of calcific tendinitis of the rotator cuff. Am J Sports Med 33:1365–1368.

[36] Yun HH, Park JH, Park JW, Lee JW (2009) Calcific tendinitis of the rectus femoris. Orthopedics 32:490.

[37] Seo YJ, Chang JD, Chang SK, Lee GK (2004) Calcific tendinitis of the rectus femoris. J Korean Orthop Assoc 39:343–346.

[38] Osti L, Berardocco M, di Giacomo V, Di Bernardo G, Oliva F, Berardi AC (2015) Hyaluronic acid increases tendon derived cell viability and collagen type I expression in vitro: comparative study of four different hyaluronic acid preparations by molecular weight. BMC Musculoskelet Disord 16:284.

[39] Kumai T, Muneta T, Tsuchiya A, Shiraishi M, Ishizaki Y, Sugimoto K, Samoto N, Isomoto S, Tanaka Y, Takakura Y (2014) The short–term effect after a single injection of high–molecular

weight hyaluronic acid in patients with enthesopathies (lateral epicondylitis, patellar tendi-nopathy, insertional Achilles tendinopathy, and plantar fasciitis): a preliminary study. J Orthop Sci 19(4):603–611.

[40] Bernetti A, Mangone M, Paoloni M, Di Sante L, Murgia M, Santilli V (2014) Corticosteroid and hyaluronic acid injection therapy in tennis elbow (lateral epicondylalgia). Med Sport 67(2):289–295.

[41] Davenport KL, Campos JS, Nguyen J, Saboeiro G, Adler RS, Moley PJ (2015) Ultrasound-guided intratendinous injections with platelet–rich plasma or autologous whole blood for treatment of proximal hamstring tendinopathy: a double–blind randomized controlled trial. J Ultrasound Med 34(8):1455–1463.

[42] Kaux JF, Drion P, Croisier JL, Crielaard JM (2015) Tendinopathies and platelet–rich plasma (PRP): from preclinical experiments to therapeutic use. J Stem Cells Regen Med 11(1):7–17. eCollection 2015.

[43] Singh A, Gangwar DS, Singh S (2014) Bone marrow injection: a novel treatment for tennis elbow. J Nat Sci Biol Med 5(2):389–391.

[44] Bottoni CR, D'Alleyrand JCG (2009) Operative treatment of complete rupture of the origination of the rectus femoris. Sports Health 1(6):478–480.

[45] Zini R, Panasc ì M, Papalia R, Franceschi F, Vasta S, Denaro V (2014) Rectus femoris tendon calcification. Arthroscopic excision in 6 top amateur athletes. Orthop J Sports Med 2(12):2325967114561585.

[46] Peng X, Feng Y, Chen G, Yang L (2013) Arthroscopic treatment of chronically painful calcific tendinitis of the rectus femoris. Eur J Med Res 18:49.

第五章 髂腰肌肌腱病

Andrea Foglia , Achim Veuhoff , Cesare Bartolucci , Gianni Secchiari, Gian Nicola Bisciotti 编

李春宝 常晗 车健 译

摘要 髂腰肌肌腱病在与运动相关的生物医学文献中，从定义到病因机制，从保守治疗到外科治疗，都是一个"灰色地带"。关于本疾病的文献较少，且观点往往是相互矛盾的，尽管其在某些情况下是"基于证据的"。

本章，作者回顾并综合了髂腰肌肌腱病的不同临床情况。

作者提出了一种"最佳实践"路径，此路径基于专业卫生人员的经验、能力、技能与当前可用的最佳科学证据，进行日常临床决策。

5.1 引言

髂腰肌肌腱病在与运动相关的生物医学文献中，是一个"灰色地带"。关于本病的文献较少，且观点往往是相互矛盾的，尽管其在某些情况下是"基于证据的"。这些差异影响到疾病的各个方面：局部解剖学、功能考量、病因机制、术语的使用、对可能出现的病理改变的定位，以及手术和非手术治疗。

本章，我们将尝试提出一种"最佳实践"路径，在此路径中，日常临床决策基于专业医务人员的经验、能力和技术，对现有最佳科学证据，负责、明确并谨慎地使用，并且考虑患者的偏好、治疗期望和功能需求。

5.2 流行病学与病因机制

影响髂腰肌肌腱及其相关结构的临床表现多种多样。持不同观点的文献中，对其描述也存在矛盾，因此存在明显的术语混乱。

以下是一些临床表述：

（1）髂耻 / 髂腰肌滑囊炎、摩擦滑囊炎[1,2]。

（2）远端髂腰肌劳损伴部分或全部肌腱撕裂[3]。

（3）髂腰肌综合征：同时存在两种病理症状，髂腰肌滑囊炎和髂腰肌肌腱病。因为这两个结构（滑囊与肌腱）非常近，并互相影响[4,5]。

（4）弹响髋综合征[6-8]，值得特别关注。

"撞击"或"弹响"源于三种不同的情况：①关节内因素（最不常见）；②外部因素，即髂胫束（最常见）；③内部因素。

虽然关节内和关节外因素与髂腰肌肌腱无关，但内部因素还包括关节运动紊乱：髂腰肌肌腱可能因髂耻隆起、髂前下棘或股骨头阻挡而活动受阻。髋臼唇周围囊肿有可能在前方卡压肌腱。而对于肌腱本身，部分肌腹可能被自身肌腱缠住，有报道称其可导致双肌腱解剖变异或狭窄性腱鞘炎[9, 10]。髂腰肌肌腱的弹响现象也被认作是"弹响髋"的代表症状[11]。

髂腰肌肌腱引起的髋关节弹响不一定会引起疼痛或需要治疗。

肌腱复合体部分或完全撕裂导致的劳损，通常是一个特异性暴力的结果，我们暂且不谈。我们将着重研究其他导致肌腱炎的病因：髂腰肌滑囊炎相关的弹响。由于滑囊与肌腱之间的结构完整性会在长期的炎症病程中损坏，对于滑囊与肌腱之间关联的进一步研究，会更容易取得成果。

在谈及危险因素和损伤机制时，确定病因的关键环节就是获得两个变量的相关信息[12]。危险因素分为内部因素、外部因素、可变因素和不可变因素。一些内部因素（主要是完全不可变或基本不可变因素），可以帮助鉴别髂腰肌肌腱病：年龄在15~40岁之间；性别为女性（在报告病例中占主导地位）；髋关节松弛[13]；髋关节内翻，且小转子上方存在骨性突起（非常罕见）；有劳损病史；下肢力线曾因手术改变，并在入路周围形成了大量的瘢痕组织[14, 15]。在关节松弛的患者中，控制松弛的关节会导致关节周围肌肉负荷增加[13]。而肌力作为与神经肌肉控制密切相关的因素，由于臀肌萎缩和关节松弛，反而会下降，这可能是导致髂腰肌肌腱病发生的远期危险因素[13]。

5.3 临床检查

在体格检查中，检查者鉴别正常（与临床无关且与运动员的主诉无关联）

和异常（有症状且可能与患者的临床状况有关）的能力至关重要。查体的目的在于：①鉴别"相关临床症状"；②将临床症状与运动相关报告的症状联系起来。

触诊可能出现的症状和体征有：①髋关节主、被动屈曲，或屈曲抗阻时疼痛。②内旋或被动过伸疼痛。③股三角触痛。

另一个需要考虑的因素是关节松弛，因为它是一个内在危险因素。使用贝顿（Beighton）评分、哈基姆-格雷厄姆（Hakim and Grahame）问卷来评估关节松弛程度[16]。

我们认为髋关节弹响的特殊查体和其周围附属结构的一系列检查，有助于滑囊炎诊断。但是鉴于其诊断价值存疑，这些检查应仅作为辅助性检查，以帮助确定诊断方向。

让患者明确弹响区域十分重要（图5.1），并询问患者是否能够再次激发弹响。如前所述，弹响通常只能由患者自己激发，他们已牢记产生弹响的动作组合。在这两个主要步骤之后，也可由医务人员被动诱发弹响，通常需要一个巧妙的动作来诱发症状。

患者不同，引发弹响现象所需的动态操作可能会有很大的不同。起始姿势也不尽相同，患者可以取坐位、站立位或平卧位。在所有这些变量中，有

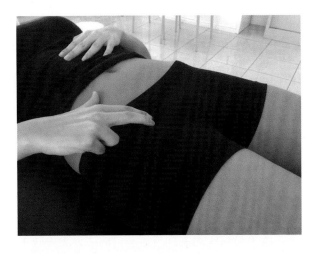

图5.1 让患者明确弹响区域十分重要

一个是不变的，即关节屈伸过程。听得见的"咔嗒"声和（或）可触及"咔嗒"声则表示测试阳性（图 5.2）。通过按压髂腰肌腱，一般可以消除或显著减少弹响。

学者伯德（Byrd）提示我们不要把这种弹响现象解释为关节内的问题，他认为病史结合体格检查是临床医生最有价值的工具。髂胫束弹响（关节外因素）在疼痛和声音上非常相似，但由于其位于外侧，更容易与关节损伤区分开来[14]。可用三个更有价值的测试来评估髂腰肌疾病，如图 5.3、图 5.4 和图 5.5 所示。

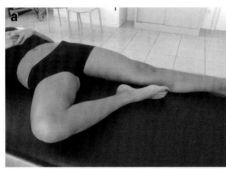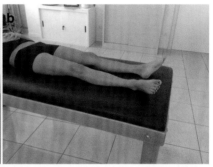

图 5.2　当我们询问患者能否再现弹响时，可听到"咔嗒"声和（或）可触及"咔嗒"声则表示测试阳性

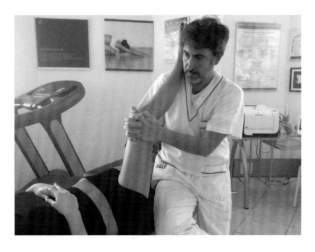

图 5.3　髂腰肌功能试验，受试者仰卧。测试髋、膝最大限度屈曲。检查者两手环绕股骨远端，并牵拉臀部。记录是否疼痛，并由测试者评定疼痛程度为"强""中"或"弱"

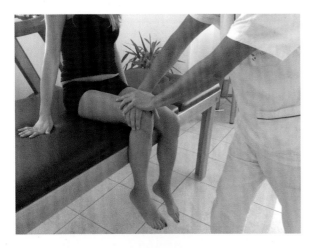

图 5.4 髂腰肌相关疼痛或髂腰肌无力，在患者坐位行屈髋力量试验时可加剧，记录疼痛程度和肌力

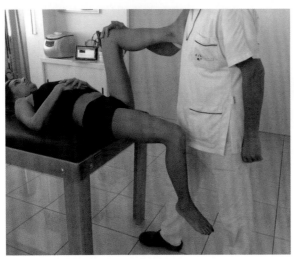

图 5.5 改良托马斯试验。患者将一侧膝关节放在胸前，如果腰大肌的长度正常，另一侧大腿应能自由下垂至检查床平面以下45°。本图患者右侧腰大肌明显缩短。托马斯试验阳性也可以作为滑囊损伤的指征。如果加上检查表中的项目，可怀疑髂耻滑囊炎[17, 18]

前文提及的"髂腰肌综合征"指同时出现髋关节弹响和髂耻滑囊炎[15]。至于"症状性"弹响现象，只要临床医生考虑了运动员的临床病史、激发试验引起的症状，以及上述过程可以再现弹响，就认为可以确诊。

5.4 影像学检查

许多共存的解剖和机械因素易致相似的症状和体征出现，加上仅据患者的病史和临床检查难以鉴别关节内外部因素，就需要结合影像学技术辅助诊断。弹响髋综合征具有"特殊的"症状和体征，可以通过询问病史和体格检

查获得。超声检查是一种常用的快速、经济、可持续的首选检查方法，用于髂腰肌肌腱及其相关腱结构的静态和动态检查[19]。动态超声检查可以评估肌腱在整个活动过程中的功能，因此，检查者可以识别可能的"障碍物"，并以相当高的辨别精度来评估肌腱运动中的致病畸形[20, 21]。简言之，超声可以用于髂腰肌肌腱病变的检测、评估和分级。

髂腰肌肌腱特殊的解剖位置需要使用频率在 3.5~18 MHz 区间的超声探头[9]。超声一般也适用于髂腰肌检查。超声的优点包括无创、无电离辐射、可广泛使用，以及在肌肉收缩时也可进行扫描。缺点是选择性成像记录和操作依赖性。

为了识别髂腰肌肌腱，通常使用两个扫描平面。第一个是沿髂耻线的横/斜平面[9]。第二个在髂前下棘下方，是穿过第一个平面的纯横切面[9]。

第一个扫描平面的视野，在髂前下棘上方有一个轴向斜切面，包括髂肌的外侧和内侧部分（由髂肌的肌间筋膜分开）、耻骨上支、髂耻隆起和股血管，用彩色多普勒观察最佳[22, 23]。髂腰肌肌腱可在股血管和髂肌内、外侧筋膜下区分（图 5.6）。

第二个扫描平面的视野，在髂前下棘下横切面，包括缝匠肌、股直肌、髂肌转子下部分和带肌筋膜的髂肌内侧和外侧部分。髂腰肌肌腱与髋臼缘接触时可以区分（图 5.7）。

通过超声检查，有时可以检测到罕见的双肌腱解剖变异[24-26]。也有报道显示，部分或完全的分割变异，即使超声检查阴性，也可以通过 MRI 发现。

髂腰肌肌腱滑膜囊位于其小转子后方附着点之前，囊内有积液时才可见。髂腰肌滑囊是髋关节腔自然扩张的区域。滑囊扩张常见于创伤，炎性、感染性或退行性关节炎，绒毛结节性滑膜炎，劳损和撞击综合征[27]。

超声在鉴别巨大的滑囊扩张和腹股沟或盆腔肿块（如淋巴结病、疝气或肿瘤）方面具有重要作用[22]。

MRI 可清晰显示过度扩张的髂耻滑囊、髂腰肌及其肌肉肌腱连续性的清晰图像[2, 28]。在远端，靠近小转子的止点处，MRI 可以检测到可能的肌腱撕脱损伤。MRI 检查还可以区分肿瘤和其他类型的病变。

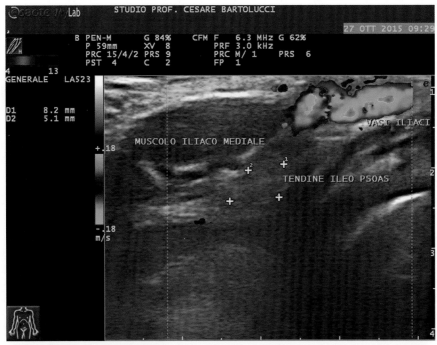

图 5.6　髂腰肌肌腱的超声图像

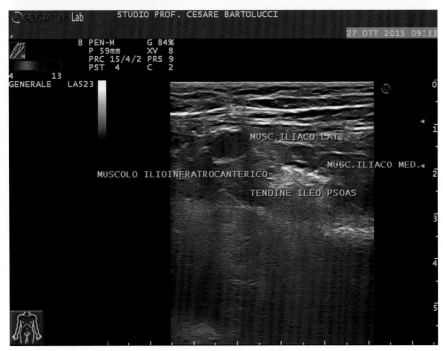

图 5.7　髂腰肌肌腱与髋臼缘接触部位超声图像

　　髂腰肌滑囊炎的各种病因中包括继发于股骨侧病变的病因，如股骨头缺血性坏死。MRI 尤其适用于老年患者髂腰肌肌腱股骨小转子止点撕脱伤的诊断[29, 30]。事实上，髂腰肌肌腱的解剖相当复杂，尤其是在小转子止点，纤维直接从髂肌的外侧部分抵达，也从髂腰肌分离出的一个很薄的肌腱上通过一个很窄的脂肪裂缝抵达。即使是影响耐力运动员的髂腰肌肌腱病，在与腹股沟疼痛鉴别诊断方面 MRI 也优于超声，腹股沟疼痛可能是由部分撕裂或仅涉及少量纤维的撕裂引起的。

5.5　髂腰肌肌腱病的保守治疗

　　通常，髋关节弹响综合征（关节内或外）可采用与其他肌腱病变相似的方式保守治疗：停训、减少或改变运动或任何其他引起疼痛的活动，使用物理制剂（冰）、口服药物（NSAID）[31]，局部注射非甾体抗炎药或皮质类固醇[32, 33]，以及未更好分类的"运动康复"[14, 15, 36]——尽管最后一种方法没有得到科学证据的支持[34, 35]。

　　对于髂腰肌肌肉‒肌腱复合体的手法治疗，特别是横向摩擦按摩，我们认为这种技术不太可能有效。在其他更浅、更易接近的解剖结构和类似的病理解剖环境中进行深横摩擦按摩，并没有显示出可以改变临床相关结果[37]。

　　治疗肌腱病最常用的运动是离心运动。在离心收缩中，产生的张力足以超过肌肉上的外部负荷，并且尽管有收缩，肌肉纤维仍会延长。尽管这种类型的收缩已经使用多年，但对肌腱微观和宏观结构，以及减轻疼痛的作用机制尚未阐明[38]。关于负荷剂量、执行速度、一次练习的次数和重复次数，目前还没有达成共识，也没有高等级的证据或建议的力度，因为这些参数仍在研究中。

　　除了这些一般的适应证，对于本章讨论的疾病，文献中并没有提及其他可靠的治疗方案。我们将简要介绍髂腰肌滑囊炎的治疗。

　　髂腰肌滑囊炎的治疗方式根据临床表现的严重程度和可能出现的并发症而不同。如果滑囊炎轻微，通常只需冰敷，观察休息（绝对或相对）一段时间，并使用抗炎药来减轻炎症和疼痛。然而，在某些情况下，可能需要抽吸炎症滑囊中的液体（超声引导抽吸），有时需要直接向囊中注射皮质类固醇和（或）麻醉剂，以解决炎症并降低复发的风险。除了使用药物控制炎症和疼痛外，滑囊炎的治疗还可采用局部物理疗法（如冰敷）[39]。

对于髂腰肌滑囊炎和肌腱病的保守治疗，有很好的临床疗效证据（证据水平 1a/1b）。文献表明，这两种疾病的保守治疗非常相似[40]。

在肌腱及其相关结构存在病理因素的情况下，通常采用多种干预措施：康复锻炼协同手法治疗（如横向摩擦按摩、Cyriax 方法）、仪器治疗（超声波、冲击波、低强度激光、NSAID 离子导入）和胶条应用[41]。关于这个问题的许多文献都是由证据水平最低的专家意见组成的。

哪种治疗策略与康复锻炼相结合，能在肌腱病的康复中提供最佳结果[41]还需要进一步研究。

5.6　髂腰肌肌腱病的手术治疗

在保守治疗失败时，外科治疗是解决患者症状的最后手段。针对髂腰肌滑囊有各种手术方法：在保守治疗无效的滑囊炎病例中，可进行单纯的滑囊切除术或关节囊切开滑囊切除术。另一个常用的手术方法是关节镜下滑膜切除术，切除一部分滑膜的同时对部分病例进行髂腰肌腱松解（见下文）[40, 42]。这类回顾文献显示了相当级别的证据。

对于一般的髋关节弹响综合征，手术方法包括切除、松解肌腱，以减少撞击并消除症状性的弹响。根据髋关节弹响综合征的病因，手术包括几种可能的方法[14, 43, 44]。

对于关节外病因，可以进行各种类型的髂胫束切开术。对于每种类型的手术，都有不同的手术方法（如髂胫束部分切开、Z 形或椭圆形切开），到目前为止，各种技术的临床结果没有发现显著差异。

对于罕见的关节内疾病，其主要原因可能非常不同：可能有髋臼唇部分撕裂、滑膜骨软骨瘤病或关节内游离体（如骨软骨骨折）[43, 45]。根据具体的诊断，手术方法会有所不同。

对于关节内病因，可以行髂腰肌肌腱松解术[46]或关节镜下完全松解术。

关节镜下松解效果良好，也得到了中期随访的支持[47]。

手术切断部分肌腱可通过平均 20 个月的"腱"组织再生来补偿，即肌腱直径恢复到初始值的 80%。在目前的内窥镜切除技术中，外科医生试图在剩余的组织中保留 60% 的肌肉和 40% 的肌肉肌腱比例，并且很有可能通过这种手术保留的肌纤维的连续性防止肌腱末端的挛缩，从而有助于部分再生。除再生外，髂腰肌纤维继续平行于髂腰肌肌腱走行，手术后，这束剩余的肌纤维将直接附着股骨，无须肌腱，从而有助于整体肌力的恢复，一些术者确信可以完全恢复（到术前水平）。

5.7　结论

髂腰肌肌腱病仍然是一个缺乏研究的课题，其特点是存在许多灰色区域。文献中对所使用的术语也没有达成共识，缺乏高质量的研究方法。此外，流行病学研究（病原学、观察学、队列研究等）的数量也不足以准确辨别危险因素。最后，我们缺乏有效可靠的诊断学实验和影像学标准，以确定诊断。所有这些都导致我们的研究和临床实践产生了明显的局限性，尤其是我们无法从现有的参考文献中获得有意义的数据[48, 49]。

参考文献

［1］Forstner R et al (1998) Sonographic diagnosis of iliopectineal bursitis – a contribution to the differential diagnosis of leg–swelling. Fortschritte auf dem Gebiet der Röntgenstrahlen und der neuen bildgebenden Verfahren 169(4):408–411.

［2］Wunderbaldinger P, Bremer C, Schellenberger E et al (2002) Imaging features of iliopsoas bursitis. Eur J Radiol 12:409–415.

［3］Bui KL, Ilaslan H, Recht M, Sundaram M (2008) Iliopsoas injury: an MRI study of patterns and prevalence correlated with clinical findings. Skeletal Radiol 37(3):245–249.

［4］Saiko S, Stuber K (2009) Psoas major: a case report and review of its anatomy, biomechanics,and clinical implications. J Can Chiropr Assoc 53(4):311.

［5］Tufo A, Gautam JD, Cox WJ (2012) Psoas syndrome: a frequently missed diagnosis. J Am Osteopath Assoc 112(8):528.

［6］Guillin R, Cardinal E, Bureau NJ (2009) Sonographic anatomy and dynamic study of the normal iliopsoas musculotendinous junction. Eur J Radiol 19:995–1001.

[7] Winston P, Awan R, Cassicy JD et al (2007) Clinical examination and ultrasound of selfreported snapping hip syndrome in elite ballet dancers. Am J Sports Med 35:118–126.

[8] Konczak CR, Ames R (2005) Relief of internal snapping hip syndrome in a marathon runner after chiropractic treatment. J Manipulative Physiol Ther 28(1):67.

[9] Bancroft LW, Blankenbaker DG (2010) Imaging of the tendons about the pelvis. AJR Am J Roentgenol 195(3):605.

[10] Alpert JM, Kozanek M, Kelly BT. Three–dimensional anatomical relationship of the iliopsoas and acetabular labrum. Presented in occasion of the 55th Annual Meeting of the Orthopaedic Research Society.

[11] Kendra S et al (2013) MR appearance and clinical signifi cance of changes in the hip muscles and iliopsoas tendon after arthroscopic iliopsoas tenotomy in symptomatic patients. HSS J 9:236–241.

[12] Bahr R, Krosshaug T (2005) Understanding injury mechanisms: a key component of preventing injuries in sport. Br J Sports Med 39(6):324–329.

[13] Day H et al (2011) Hypermobility and dance: a review. Int J Sports Med 32(7):485–489.

[14] Byrd JW (2005) Snapping hip. Oper Tech Sports Med 13:46–54.

[15] Idjadi J, Meislin R (2004) Symptomatic snapping hip: targeted treatment for maximum pain relief. Phys Sportsmed 32(1):25–31.

[16] Hakim AJ, Grahame R (2003) A simple questionnaire to detect hypermobility: an adjunct to the assessment of patients with diffuse musculoskeletal pain. Int J Clin Pract 57:163–166.

[17] Wyss J, Patel A (2013) Therapeutic programs for musculoskeletal disorders. Demos Medical Publishing, New York. ISBN 13 978–1–93628–740–6.

[18] Noesberger B, Eichenberger AR (1997) Overuse injuries of the hip and snapping hip syndrome. Oper Tech Sports Med 5(3):138–142.

[19] Hashimoto BE, Green TM, Wiitala L (1997) Ultrasonographic diagnosis of hip snapping related to iliopsoas tendon. J Ultrasound Med 16:433–435.

[20] Deslandes M, Guillin R, Cardinal E, Hobden R, Bureau NJ (2008) The snapping iliopsoas tendon: new mechanism using dynamic sonography. Am J Roentgenol 190:576–581.

[21] Choi YS, Lee SM et al (2002) Dynamic sonography of external snapping hip syndrome. J Ultrasound Med 21:753.

[22] Bancroft LW, Blankenbaker DG (2010) Imaging of the tendons about the pelvis. AJR Am J

Roentgenol 195(3):606.

［23］Newman JS, Adler RS, Bude RO, Rubin JM (1994) Detection of soft–tissue hyperemia: value of power Doppler sonography. Am J Roentgenol 163:385–389.

［24］Guilin G, Cardinal C, Bureau JN (2009) Sonographic anatomy and dynamic study of the normal iliopsoas musculotendinous junction. Eur J Radiol 19:999.

［25］Tatu L, Parratte B, Vuillier F, Diop M, Monnier G (2001) Descriptive anatomy of the femoral portion of the iliopsoas muscle: anatomical basis of anterior snapping of the hip. J Radiol Anat 23:371–374.

［26］Philippon MJ, Devitt BM, Campbell KJ, Michalski MP, Espinoza C, Wijdicks CA (2014) LAPRADE: anatomic variance of the iliopsoas tendon. Am J Sports Med 42(4):807–811.

［27］Di Sante L, Paoloni M et al (2014) Groin pain iliopsoas bursitis: always a cause–effect relationship? J Back Musculoskelet Rehabil 27(1):103–106.

［28］Zameer H, Hunjun J, Choudur HN (2011) Imaging of the bursae. J Clini Imag Sci 1(1):6.

［29］Bancroft LW, Blankenbaker DG (2010) Imaging of the tendons about the pelvis. AJR Am J Roentgenol 195(3):608.

［30］Piggott RP, Doody O, Quinlan JF (2015) Iliopsoas tendon rupture: a new differential for atraumatic groin pain post–total hip arthroplasty. BMJ Case Rep 2:32.

［31］Bancroft LW, Blankenbaker DG (2010) Imaging of the tendons about the pelvis. AJR Am J Roentgenol 195(3):607.

［32］Garala K, Power RA (2013) Iliopsoas tendon reformation after Psoas tendon release. Case Rep Orthop 2:1–4.

［33］Reich M, Shannon C, Tsai E, Salata MJ (2013) Hip arthroscopy for extra–articular hip disease. Curr Rev Musculoskelet Med 6(3):250–257.

［34］Frizziero A, Trainito S et al (2014) The role of eccentric exercise in sport injuries rehabilitation.Br Med Bull 110(1):47–75.

［35］Mehallo CJ, Drezner JA, Bytomski JR (2006) Practical management: nonsteroidal antiinfl ammatory drug (NSAID) use in athletic injuries. Clin J Sports Med 16(2):170–174.

［36］Whal CJ, Warren RF, Adler RS, Hannafi n JA, Hasen B (2004) Internal coxa saltans (snapping hip) as a result of overtraining: a report of 3 cases in professional athletes with a review of causes and the role of ultrasound in early diagnosis and management. Am J Sports Med 32(5):1302–1309.

［37］Loew LM, Brosseau L, Tugwell P, et al. (2014) Deep transverse friction massage for treating lateral elbow or lateral knee tendinitis. Cochrane Database Syst Rev (11):CD003528.

［38］Murtaugh B, Ihm JM (2013) Eccentric training for the treatment of tendinopathies. Curr Sports Med Rep 12:175–182.

［39］Grainger AJ, Rowbotham EL (2011) Ultrasound–guided intervention around the hip joint: musculoskeletal imaging – review. Am J Roentgenol 197(1):122–127.

［40］Johnston CAM, Wiley JP, Lindsay DM, Wisemand DA (1998) Iliopsoas bursitis and tendinitis: a review. J Sports Med 25(4):271–283.

［41］Dimitrios S (2015) Exercise for tendinopathy. World J Methodol 5(2):51–54.

［42］Gilliland WR, Murphey MD, Papadoupolos PJ, Zembrzuska H (2012) Iliopsoas bursitis. J Musculoskelet Med 3:53–54.

［43］Bond RP, Snyckers CH (2010) Management of sports overuse injuries of the lower limb: an evidence–based review of the literature. SA Orthopaedic J 9(2):48–58.

［44］Anderson SA, Keene JS (2008) Results of arthroscopic iliopsoas tendon release in competitive recreational athletes. Am J Sports Med 36:2363–2371.

［45］Randelli F et al (2012) Intra–articular loose body removal during hip arthroscopy. Orthopedics 3(7):476.

［46］Jacobson T, Allen WC (1990) Surgical correction of the snapping iliopsoas tendon. Am J Sports Med 18(5):470–474.

［47］lizaliturri VM et al (2005) Internal snapping hip syndrome: treatment by endoscopic release of the iliopsoas tendon. J Arthroscopic Related Surg 21(11):1375–1380.

［48］Van Mechelen W, Hlobil H, kemper HC; op cit.

［49］Meeuwisse WH; op cit.

第六章　股四头肌肌腱病

Stefano Respizzi, M.C. d'Agostino, E. Tibalt, and L. Castagnetti　编

孙鲁宁　译

摘要　股四头肌肌腱是膝关节伸膝装置中相对比较强大的结构，在局部或系统因素的影响下，它会受退行性变的影响而削弱。在有些案例，肌腱病逐渐进展也会导致继发的部分或完全断裂。基于该原因，针对诱因进行预防和治疗、早期认识、客观分级及监测结构改变，有助于明确那些更易发生断裂的病例。症状性股四头肌肌腱止点末端病很少造成双侧同时完全断裂。

股四头肌肌腱撕裂是一种不多见的损伤，通常见于 40 岁以上的患者，常由跌倒时股四头肌突然收缩造成。及时诊断该损伤能确保其更快地愈合以及更好的康复和预后。

对于股四头肌肌腱完全断裂，应选择手术治疗。而对于部分撕裂，准确地评估损伤程度、残障或功能丧失，可以帮助医生做出手术或保守治疗的决策。股四头肌肌腱部分撕裂的保守治疗包括完全伸直位支具固定 6 周，随后进行保护下的活动度训练，能够保证后续得到一个好的效果和功能。当需要手术治疗时，为了同样获得良好的功能结果，需要在术后进行 6 周的制动并辅助认真的康复。

通常，所有程度肌腱炎的一线治疗均应为保守治疗。在保守治疗方案中，为了获得除却抗炎和镇痛效应以外的肌腱组织及其重塑过程的正向作用而促进康复，生物物理刺激（体外冲击波和一些所谓的物理治疗），以及代表创新、安全和有效的治疗策略的自体生长因子治疗应当与康复方案相结合。

6.1　发病机制与临床

股四头肌肌腱损伤包括一系列疾病，从肌腱炎到部分层厚的撕裂甚至全层的断裂。尽管在膝关节损伤中相对比较少见，但该病被认为是除髌骨骨折之外的第二常见疾病 [1]。此外，临床中股四头肌肌腱止点末端病要比髌腱病少见 [2]。

尽管很少见，但有文献描述可能存在股四头肌肌腱的一种"钙化性肌腱炎"。当观察伸膝装置伴随的急性症状时，无论如何这都不会被看作是一种"良性"状态，认识这种肌腱病及其潜在并发症——股四头肌腱破坏非常重要 [3]。

股四头肌肌腱病除多发于坚持规律运动的老年人外，还多发于举重运动员，这是由于其股四头肌肌腱需要承受特别大的负荷，尤其是在深蹲时 [4]。

在老年患者中，股四头肌肌腱撕裂通常发生于滑跌动作。对于多数老年病例而言，肌腱内已存在可能由于退变或反复微创伤造成的退行性变。而对于年轻患者，急性撕裂通常和运动相关，常因突然加速的力或极度压力造成 [1]。通常会表现为膝关节顶部疼痛或股四头肌抗阻收缩时疼痛 [4]。

膝关节伸膝装置断裂是相对少见但却严重的损伤。临床可通过膝关节周围肿胀、触诊凹陷感，以及无法直腿抬高这三要素来诊断。库马尔（Kumar）等报道，最常见的断裂状态是髌骨骨折，而后是髌腱断裂和股四头肌肌腱断裂。同时发生一侧髌腱断裂和对侧股四头肌肌腱断裂的情况极其少见，会掺杂着不同的机制、系统性疾病和局部因素。股四头肌肌腱断裂在伴随系统性疾病（如糖尿病、痛风和局部退行性变）的老年患者中（>50 岁）较常见 [5]。

哈迪（Hardy）等根据他们选择手术修补的病例的显著选择偏向，认为股四头肌肌腱断裂的骨刺预估值应受到重视。尽管普通人群中髌骨骨刺的发病率未知，但它和股四头肌肌腱断裂一样少见。因此，影像学显示骨刺的存在会警示医生，这类创伤性伸膝装置失效的患者可能存在股四头肌肌腱损伤 [6]。

由于双侧创伤性伸膝结构断裂的报道在增长，对于所有发生一侧创伤性断裂的患者，评估双侧病损状态非常重要。最常见的双侧同时断裂的原因是膝关节轻度屈曲位而足稳定地固定在地面上时股四头肌突然暴力收缩。一定要注意观察髌骨上方和下方区域的压痛和凹陷，因为尽管病理机制不同，但两个部位的断裂都有可能发生 [5]。

如上所述，慢性肌腱病在有些病例会向着肌腱进行性退变的方向逐渐演变，并可能发生断裂。这种断裂往往是在膝关节轻度屈曲、足固定在地面时股四头肌装置突然强力收缩造成的。但是其病理机制应该是多因素的，会与一些全身代谢性疾病如肾功能不全（尤其是接受血透治疗的）、原发性或继发性甲状旁腺功能亢进，以及其他会损害或削弱腱骨交界处的因素相关[2, 7-10]。

其他会导致继发断裂的因素包括糖尿病、类风湿性关节炎、痛风、使用喹诺酮类药物、注射皮质激素、使用合成类固醇、使用他汀类药物，以及肥胖等[8-10]。据某些作者报道，还存在遗传倾向，尤其是发生双侧股四头肌肌腱断裂者[11]。一般而言，有些看似和继发断裂相关的肌腱结构的组织病理学改变（如胶原分布异常和肌腱细胞Ⅲ型胶原纤维合成增多），通常由于微创伤造成[8]。

传统认为，股四头肌肌腱断裂常发生在试图恢复平衡以避免摔倒时。在股四头肌强力离心收缩而膝关节处在半屈曲位时肌腱上会发生相当大的张力。

疼痛、伸膝功能丧失及髌下空隙感是股四头肌肌腱断裂的临床征象，但是由于存在肿胀和疼痛，这种病例的临床评估有些困难，会增加漏诊和延迟诊断的风险[9]。

伸膝装置断裂容易被忽视和漏诊，股四头肌肌腱断裂的延迟诊断也不少见。对于伸膝装置断裂的病例，文献推荐在72小时内早期手术[12]。

罹患这种损伤的患者主诉膝关节疼痛和肿胀。他们在没有帮助的情况下无法行走，通常尽量保持膝关节伸直。除却这些临床征象，误诊时有发生，比例大约为39%~67%。不能清楚地触及肌腱中的裂隙、患者能通过使用髌骨内侧或外侧支持带或髂胫束进行直腿抬高会使没有经验的检查者认为仅仅是肌腱部分纤维断裂。但是，如果手术延迟几天则修补的效果会受到影响，且至今没有临床诊断性的试验被描述[12]。高误诊率没有因为超声或MRI检查而下降。此外，这些仪器检查在急诊科会被认为花费大、耗时长。延迟诊断的原因是多因素的，其结果被认为很重要，因为治疗效果会被严重影响[12]。

受检查跟腱完全断裂的O'Brien试验的启发，若勒（Jolles）等在文献中报道了一种新的微创检查方法，可以直接明确股四头肌肌腱远端5 cm区域的完整性[12]。

患者仰卧位，无菌操作下用一个25号针头在髌骨上缘近侧5 cm大腿中线的位置成直角插入大腿皮肤。将针轻轻刺穿皮肤直至逐渐有阻力感时，这时针尖恰好在股四头肌肌腱实质内但并未贯穿。然后进行膝关节被动屈伸活动，观测针的中心部分的活动。会出现两种不同的反应。一种反应（阴性）是针沿着它在皮肤上的轴位位点转动，提示肌腱远端 5 cm 完整。另一种反应是观察不到针的转动（阳性），提示伸膝装置连续性丧失（股四头肌肌腱止点和针尖的位点之间）[12]。

仅仅少数几例症状性肌腱止点末端病患者的双侧股四头肌肌腱同时断裂被报道过，阿鲁米利（Arumilli）等在诊疗膝周肌腱病患者时强调了告知患者有发展成为肌腱完全断裂风险的重要性[13]。

6.2 影像学检查

尽管多数股四头肌肌腱撕裂的病例能够被临床诊断，但部分肌腱撕裂在临床较难评估，因为有些病例会保持有一定程度的功能。当肌腱急性撕裂时，软组织肿胀和伴随的血肿会影响对肌腱缺损的体格检查并会限制临床评估。陈旧性撕裂由于瘢痕组织的形成使得肌腱缺损不明显。而损伤几周后股四头肌可恢复部分功能，有导致诊断混淆的风险[1]。

因此，准确的影像学检查有助于诊断并直接关乎患者的治疗。放射学检查通常无助于股四头肌肌腱撕裂的诊断，推荐使用 MRI 来诊断股四头肌肌腱撕裂，但是其精确度尚不明确。比安希（Bianchi）等基于手术相关性报道了股四头肌肌腱完全断裂超声检查的实用性[1]。

6.2.1 股四头肌肌腱病

正常情况下，股四头肌肌腱由于存在 2~4 层组织，在超声检查中表现为无回声性和"多层"样态。最常见的解剖样式为三层：来自股直肌偏远端的浅层、来自股中间肌前方筋膜的深层和直接来自三个股肌（中间、外侧和内侧）间筋膜的中间层[14]。在其远端止点，股四头肌肌腱有一个主要的薄弱区域，被认为是肌腱病最常出现的部位。此外，在临床上，甚至在某些无症状的个体中还可能偶尔观察到一些小的肌腱结构的改变[15]。

股四头肌肌腱病的超声影像表现极其多样，从局限于单一层内的退变到肌腱全层的大的退变。对于前者，肌腱病表现为椭圆形低回声影像；而后者则表现为不同胶原层的低回声，以及退变性肌腱疾病征象——不同层的增厚和纤维结构的松散[15]。

股四头肌肌腱病的常见病因为慢性过度负荷，与职业运动或超重、血清阴性脊柱关节病相关[15]。在所有这些情况下，均可能通过超声检查显示钙化的存在。此外，对于血清阴性脊柱病，某些区域能观察到骨侵蚀和软组织肿胀。而在钙化性过度负荷，可观察到接骨点病变钙化位于肌腱表面或实质层[16]。

通常，当临床发现肌腱行径的局部压痛或增厚，超声检查相应会观察到低回声区和血管增生的病理现象。如上所述，这种超声图像有时在无症状的个体中也会存在。有些作者强调在无症状者中，存在回声和结构的改变往往提示有将来形成疼痛性症状的风险[17]。

6.2.2　肌腱损伤

"股四头肌阴影"的消失、肌腱回缩后引起的髌上软组织团块及髌骨上极的撕脱骨块都是典型的放射学表现。另外一个被认为提示股四头肌肌腱断裂的征象是"低骑跨"髌骨或低位髌骨。通过侧位相的髌腱长度和髌骨长度的比值，能够进行 Insall–Salvati 指数计算，如果数值低于 0 则有助于明确低位髌骨[18]。

与传统放射影像相比，超声检查对于诊断股四头肌肌腱断裂是一种更有效的方法[10]。福利（Foley）等观察了超声图像对需要接受手术治疗的股四头肌肌腱撕裂患者（高度部分撕裂或完全断裂）的探查能力。通过 239 个超声图像连续病例观察，提示超声图像是一种明确需要手术治疗的股四头肌肌腱撕裂的有效工具（高度部分撕裂或完全断裂）[19]。

MRI 是另外一种肌腱评估的重要工具，尤其是损伤病例。可以显示一些主要的不同状态。对于部分撕裂病例，起码有一层还是连续的。表层是最容易损伤的位置，其次是中间层[20]。这样病例的损伤大小不因其髌骨远端止点的牵拉而增加。最后，我们必须认识到如果肌腱周围封套完整，诊断会比较困难。当完全断裂时，断裂会涉及所有层面，在损伤区域有可能出现血肿。通过牵拉髌骨，可能观察到肌腱断端的间隙增加。由于其上缺少张力，股四头肌肌腱完全断裂者的 MRI 会有回缩的近侧残端和髌腱的波浪状表现[2]。

1994 年，比安希（Bianchi）等明确了由于具有无创和高度敏感性、特异性，应该在怀疑股四头肌肌腱撕裂患者的诊断性检查和治疗方案的制订时使用超声图像来评估股四头肌肌腱断裂[21]。在随后几年里，超声作为一种诊断性工具拓展应用在术前诊断髌腱和股四头肌肌腱的急性创伤性撕裂中（这些属于少见的损伤，需要立即修补以重建伸膝装置的连续性并可以早期活动）。近来，斯瓦米（Swamy）等发现超声对于诊断伸膝装置急性损伤并不是一种可信赖的方案，尤其是对于肥胖或肌肉非常发达的股四头肌肌腱断裂患者而言。当存在临床困惑时，推荐在任何手术治疗前通过 MRI 扫描进行评估[22]。

6.3 保守治疗

股四头肌肌腱病的保守治疗方案众多。其中，除了药物治疗和不同的软组织手法之外，有些物理运动疗法也可以应用。一般认为，与髌腱病的一般原则相同，股四头肌肌腱病对于物理治疗敏感[23]。异常的大腿筋膜张力常导致股四头肌收缩不协调，最终导致膝关节伸膝装置肌腱病。基于此原因，从缓解疼痛的角度来说，可以通过治疗股四头肌筋膜而奏效[24]。

如同其他肌腱病那样，离心训练在股四头肌肌腱病的保守和康复治疗中也扮演着重要的角色。即便对于那些肌腱进行自体生长因子注射［（富血小板血浆（PRP）］患者，也强调需要基于一种渐进性次最大离心训练的标准康复方案[25]。

迪米特里奥斯（Dimitrios）等在 2012 年报道，为了在训练结束和随访结束时能够缓解疼痛和改善功能，联合离心训练和股四头肌静态拉伸训练会优于单纯离心训练[26]。此外，有时离心训练会因为比较疼痛而难以完成；另外如果在赛季进行该训练，会加重疼痛、减弱即刻疗效，并导致康复训练的依从性下降[27]。通过等长训练可以获得更好的肌腱病疼痛缓解的即刻效果，其效果至少能维持 45 min，同样还可以通过自主等长收缩来增加股四头肌肌力[28]。

术后在负荷保护下开始及时而正确的康复治疗也很重要，康复方案应该聚焦于恢复活动度和强化股四头肌的练习。接受延期修补的患者由于膝关节伸直滞缺和股四头肌肌力下降，尽管看似重建了一个功能性伸膝装置，但还是有结果不佳的风险[29]。

尽管作用机制尚不清楚，许多研究显示，包括离心训练在内的治疗是处理慢性肌腱病的有效保守治疗方案。库博（Kubo）等对11位健康志愿者的研究发现，相比重复性向心训练，在重复性离心训练中和结束时，跟腱的血液循环发生了更显著的改变[30]。

一般而言，完整的肌腱在机械负荷下对变化适应缓慢。而在肌腱愈合时，机械负荷是否生效出现了戏剧性表现。大量动物实验显示，肌腱愈合时的制动会影响愈合进度[31-33]，其他研究提示，肌腱在机械负荷下适应变化[34]。此外，一些作者假设并证明，肌腱组织对负荷片段具有一种"记忆"，使得短负荷足以诱发改善愈合，因此允许患者在肌腱损伤后进行早期短负荷，以期获得更好的效果[35]。但是和修复过程中开始负荷的准确时间点及如何避免过度负荷一样，有些细节如机械刺激的振幅、频率和周期仍不明了。此外，动物模型及人类对于机械刺激的肌腱反应都有着很大的个体差异[35]。

此外，肌腱愈合和康复从开始、保持到最终形成大量不同的分子是一个复杂而高度调节的过程。生长因子在肌腱愈合中成为分子家族中最重要的部分，近年来的很多研究阐明了它的作用[36]。

现今，在肌腱和肌肉的修复中使用PRP逐渐流行，其应用的基本科学原理是它包含多种不同的生长因子，如胰岛素样生长因子1（IGF-1）、转移生长因子β（TGFβ）、血管内皮生长因子、血小板源生长因子及碱性成纤维细胞生长因子等。在活体，肌腱损伤区域血小板会被激活并释放其生长因子[37]。

尽管过去几年PRP的临床应用在增长，但文献对于PRP应用的报道仍处于争议状态。无论如何，很多研究已提示PRP用于肌腱修补有正向作用，这可能是因为增进了修复进程。基于此原因，保守治疗无效的慢性肌腱病可以考虑该治疗方法[38]。

　　一般，肌腱病可被看作是慢性修复反应的失败，伴随慢性过度负荷或失负荷状态。尽管文献中提及了一些可选择的保守治疗，却很少得到随机对照试验的支持。在肌腱周围使用注射治疗如注射 PRP、自体血、聚醚醇和糖皮质激素有着很强的临床证据。需要进一步的随机对照试验明确肌腱病的最佳保守治疗方案[39]。

　　尽管现今治疗性训练已成为一种最重要的肌腱病治疗策略，但是为了减少炎症和疼痛并对局部病变的肌腱组织进行正向干预，一些生物物理再生治疗也被成功运用。基于此，尽管需要更多的研究，但近来仍强调激光治疗在肌腱病领域的效果。反应机制看似与减少炎性反应和增加胶原合成相关[40]。

　　在生物物理治疗中，现今体外冲击波治疗是治疗肌腱病的一种有效工具。对于包括被看作是伸膝装置的特殊解剖区域的股四头肌肌腱病，这种机械疗法已成为一种有效工具。有趣的是应用于肌骨系统而非通常的泌尿系统，体外冲击波治疗没有纯机械破坏作用，而表现为对细胞和组织的一种真正的生物反应（由机械信号转导）。基于文献报道，有着高达 91% 的成功率（对于跳跃者膝、跟腱炎、跖筋膜炎、肩袖肌腱炎和大转子疼痛综合征等）[41-44]。尽管其作用机制仍在研究中，一些临床经验显示，该治疗对于肌腱病有效，尤其是在其他保守治疗失败的时候[41-43, 45, 46]。

　　从试验的角度而言，肌腱和腱细胞在冲击波（SW）生物力学领域已经被深入研究。有些作者指出，最佳的冲击波治疗能通过介导 TGF-β1 和 IGF-1 的分泌促进跟腱炎的胶原愈合，在试验的损伤肌腱中起到减轻水肿、肿大和炎性细胞浸润的效用。此外，在该试验中作者还证实，除了与肌腱早期愈合颇为相似的显著的 TGF-β1 和 IGF-1 表达外，还有与细胞核抗原（PCNA）表达相关的显著的肌腱细胞增殖和肌腱组织再生。基于这些结果，可以假定机体冲击波刺激能够增进肌腱的促有丝分裂反应[47]。

　　此外，在文献中，有许多关于冲击波可能对肌腱细胞直接作用的其他证据。因此说明了肌腱愈合和再生治疗的一种可能的未来趋势，这些作用可以被总结为[48-54]：

（1）增加浅区蛋白的表达。

（2）在活体增加断裂肌腱产生腱细胞的功能活动（增殖和迁移）。

（3）除了增进表达典型肌腱标记和抗炎细胞因子外，还增加细胞活力和增殖。

（4）减少多种金属蛋白酶和白介素的表达（MMP 和 IL）。

由于冲击波对肌腱的作用，最近超声波刺激后的肌腱生化反应已经在人体被微透析技术证实。此外，已假设这种类型的机械刺激能够通过改善炎症和分解代谢过程并移除病态的基质成分来提高肌腱病的肌腱重塑，从而为未来的研究和临床应用提供潜在的科学依据[54]。

6.4　手术治疗

一般，手术治疗适用于股四头肌肌腱完全断裂，而肌腱炎通常采取保守治疗。如果部分撕裂会发生扩大并导致功能丧失，则应该手术治疗[3, 55]。准确地评估部分撕裂的程度和功能丧失的程度能够帮助医生决定采取手术治疗或保守治疗[1]。股四头肌肌腱部分撕裂的保守治疗包括完全伸直位支具固定 6 周及其后的保护下活动度训练，可以获得良好的效果和功能恢复[3]。

生物力学研究显示，如果对正常的股四头肌肌腱施加纵向张力，在断裂前最大可承受 30 kg/mm 的负荷。据估计，外力需要达到体重的 3 倍时才会导致屈膝位摔倒和最大的股四头肌收缩力并导致肌腱断裂。据此可知，股四头肌肌腱撕裂是一种少见的损伤。此外，最常见的撕裂形式是微创伤（简单的摔倒或股四头肌离心收缩），通常为长期慢性退变和过度使用的终末阶段[55, 56]。如同上面提到的，多数病例是自发断裂，有时是双侧，老年患者尤其是有代谢疾病的患者居多[57]。结构性肌腱改变与肌肉萎缩和肌腱结构退变有关，也跟微循环的改变相关。断裂常发生在脂样、囊样和黏液样退变的肌腱或表现为钙盐沉积。所有这些状况会改变肌腱构架，以及其生化特性和抗阻能力[58-61]。像髌骨骨刺这种在髌骨上极股四头肌肌腱止点的骨突，会导致自发断裂[62]。高水平运动员很少发生断裂，断裂通常因离心负荷加载到伸膝装置导致。不幸的是，通常潜伏症状和易患因素缺失。尽管谨慎选择时机和手术方案，重返运动率的报道却较低[63, 64]。与老年人相比，在运动员群体，一种包括反复微创伤的不同过程出现在股四头肌肌腱中，这是亚临床的并会最终导致肌腱断裂。同侧伸膝装置肌腱病将来会发生股四头肌肌腱断裂[58]。还有一些医源性状况（如全膝置换、外侧松解和激素注射）会改变股四头肌肌腱的正常结构，产生肌腱断裂的风险[55]。股四头肌肌腱最常见的断裂部位在髌骨上极上方1~2 cm区域，而老年人断裂最常发生在腱骨交界处。该区域血供差，因此血供失衡是导致自身断裂的病理基础[55]。股四头肌肌腱的血供来自三处：内侧弓（供养肌腱内侧缘）、外侧弓（供养肌腱外侧缘）和髌周血管环[59]。基于股四头肌肌腱的血供，有些作者指出，在肌腱的关节侧，深部血管由于受到来自股骨髁骨面的压力，会影响血供[59]。一般，肌腱的黏弹性物质会导致断裂后迅速回缩，因此需要尽快接受手术，避免病理性肌肉回缩和纤维化[55-57, 60, 64]。

急性断裂时，最广为接受的股四头肌肌腱修补方法是缝合修补，包括连续锁边缝合编织肌腱远端，然后穿过髌骨上钻的孔固定于髌骨。而经骨技术通常用钻在髌骨上极制作一些小的沟槽，肌腱缝线通过 Krackow, Kessler 或其他类似技术编织肌腱，这样，经骨缝线穿过髌骨，将股四头肌肌腱的远端部分牢固固定于骨[60, 64, 65]。

文献报道了不同的加强技术，旨在在基本修补的基础上增加支撑。这些技术在肌腱组织质量较差或断端存在回缩时特别有用，包括金属线加强，使用自体移植物、异体移植物和合成材料等。随着近来技术的提高，大量的研究描述了使用带线锚钉固定股四头肌肌腱[66]。该技术可以通过一个小的切口施行，因而可以防止潜在的髌骨–肌腱连接处损伤。此外，还有另外一个优势就是锚钉的孔不需要穿骨，从而减少了髌骨弱化的潜在并发症[67, 68]。尸体研究显示，带线锚钉修补股四头肌肌腱比经骨缝线修补有更好的生物力学结果。这些生物力学数据支持一个更加持续的极限负荷，并允许术后即刻早期部分负重。但是相对传统经骨技术，费用要高很多[69]。根据不同手术技术，术后膝关节使用支具固定于伸直位2~6周，然后开始渐进性膝关节屈曲训练[70]。

陈旧性股四头肌肌腱断裂需要更加复杂的手术技术，如 Scuderi 和

Codivilla 技术。Scuderi 技术包括股四头肌肌腱直接修补和肌腱部分层厚的三角形腱瓣翻转缝合在髌骨表面加强。而 Codivilla 技术用于股四头肌肌腱显著回缩时，在肌腱上做一个全厚倒 V 形切开，肌腱上获得的三角形底边可向远侧移行直至其长度能够基本完成修补。倒 V 形的近端可以边边缝合，其余的腱瓣翻转并用作加强 [56]。

并发症相对少见，包括深静脉血栓或肺栓塞、异位骨化、浅表和深部感染及再断裂等。多数病例会有股四头肌萎缩和肌力缺失，但是通常不会影响患者的满意度。既往报道的不同基本修补手术的最终结果没有显著差异，通常功能和临床效果都很好；然而延迟手术则会对结果有不同的影响 [56]。

多年以来，修补技术从使用羊肠线或丝线修补到金属线加强修补，再到经髌骨拉出缝线修补、带线锚钉固定、肌腱延长修补、Scuderi 技术，自体肌腱、异体肌肌腱和人工材料移植。近来，有些作者报道了关节镜手术的效果 [71]，其在股四头肌肌腱自发断裂病例的报道中描述了一种新的经关节镜的手术技术，治疗结果显示了牢固固定的乐观结果并可以早期开始活动度训练 [71]。很多研究者报道，对于没有基础病的股四头肌肌腱断裂患者，损伤后手术越及时则临床效果越好，而与手术方法、年龄、体重指数无关。延迟诊断可导致不满意的临床效果，早期诊断和早期修复功能对于预防残障非常重要 [71]。

就术后康复而言，有报道指出，基本缝合术后膝关节长达 6~8 周的制动对修补完全愈合及获得满意的疗效非常重要。此外，术后康复方案的制订需要依据基础病、体重的影响、伤后手术时间等。股四头肌肌腱断裂的关节镜下修补具有优良的结果 [71]。

将股四头肌肌腱或髌腱可靠地修补到髌骨对于有功能的伸膝装置很重要。由于对损伤评估不充分或与其他潜在的膝关节损伤相混淆，这种损伤常会被忽视。结合影像资料仔细地查体能够察觉该损伤，如果患者符合手术指征则应迅速修补，以期获得最好的结果。对于延迟诊断的病例，股四头肌肌腱的回缩使得重建面临挑战，往往需要使用异体移植物和先进的重建技术，而结果难以预测。应该尽一切努力防止漏诊 [72]。

6.5 总结和治疗指征

股四头肌肌腱是伸膝装置的一个非常强大的结构，其结构和生物力学特征使得它能够承受高负荷而不会断裂。此外，尽管不像其他解剖区域那样经常发生，股四头肌肌腱的承受力也会被一些局部的和系统性的因素带来的退变而影响和削弱。一些和年龄相关的肌腱组织的退变已经被描述，如脂样和黏液样退变、肌腱纤维化、数量下降、胶原纤维类型和铰链变化、微型成血管细胞发育异常和钙化[73]。一些会引起肌腱退变的临床状况被报道，如肾脏疾病、长期血透和尿毒症伴随的自发肌腱断裂，这些临床状况会影响胶原的成熟并引起股四头肌纤维萎缩[74]。此外，甲状旁腺功能亢进引起的营养不良性钙化和骨膜下骨吸收会削弱股四头肌肌腱和髌骨的腱骨交界处[74]。糖尿病也被报道会引起纤维坏死和血管损害，这在股四头肌肌腱断裂的样本中已被发现[73]。其他如痛风、假痛风、类风湿性关节炎、系统性红斑狼疮、肥胖及使用类固醇也被报道会诱发肌腱退变[74]。

肌腱病的进展会导致一些病例自发部分或完全断裂。基于此原因，早期认识和阻止易患因素，客观分级和监测股四头肌结构改变对于明确断裂风险最大的个体非常有帮助。全身肌腱止点末端病是双侧股四头肌肌腱自发完全断裂少见而特有的原因[13]。

一般，股四头肌肌腱病主要采取保守治疗，包括康复、生物物理治疗和注射自体生长因子（如PRP）。在生物物理治疗中，现今认为看似对退变性肌腱病产生可观疗效的方法是激光和体外冲击波治疗（ESWT）[40, 43]。体外冲击波治疗是一种新的前沿治疗，其作用不仅为诱导抗炎效应，而且还可能对肌腱重塑有营养效应[43]。

康复是股四头肌功能恢复的一个重要基础，康复措施应基于髌腱病的一般原理[23-28, 30]。尽管目前的研究还没有充分阐释，仍需要进一步科学和临床验证，但创新性技术如PRP的应用代表了一种值得关注的方法[36-39]。

肌腱组织对负荷的反应由三个相构成：线性形变、弹性形变和塑样形变。第一相是卷曲的胶原纤维被拉平（2%的拉力）；第二相是胶原三螺旋分子内滑动后纤维变为直线平行结构（4% 的拉力）；第三相是以组织塑样形变和微观失效为特征，大约 10% 的拉力会产生微观失效。股四头肌突然离心收缩（发生在摔倒试图维持平衡时），会超过塑样形变相并导致不全或完全断裂[75]。

股四头肌肌腱撕裂是一种少见而易被漏诊的损伤，通常发生在 40 岁以上的患者，由跌倒时股四头肌突然收缩引起。损伤后诊断越及时预后越好。如需手术治疗，术后需要进行起码 6 周的制动，然后要进行认真的康复来获得最好的功能效果[76]。

肌腱和肌肉的黏弹性成分决定了断裂过程的回缩程度。除非初始长度得到恢复，否则回缩的股四头肌肌腱会变得过短而功能不良，如同上面所提到的漏诊的断裂，只能期望部分肌肉功能恢复。此外，早期活动和张力会增进胶原纤维的分配和重塑、减少瘢痕、增加强度[76]。

股四头肌肌腱修补有多种不同的手术技术。通常，对于中央部分断裂，可以进行端端缝合。当断裂靠近腱骨交界处时，髌骨上多数要钻孔或使用锚钉。对于肌腱组织质量差或者为防止股四头肌肌腱回缩时的延迟愈合，需要使用加强技术。手术材料的技术革新使得效果和生物相容性有所提升[66-71]。

术后，基于肌腱愈合的生物进程和临床经验，6 周是制动的最佳时段。在此之后，为了防止关节粘连和功能损害，制订一个正确、易行的膝关节功能康复计划非常重要[23-28,30]。

参考文献

［1］La S, Fessell DP, Femino JE, Jacobson JA, Jamadar D, Hayes C (2003) Sonography of partial-thickness quadriceps tendon tears with surgical correlation. J Ultrasound Med 22(12):1323-1329; quiz 1330-1331.

［2］Tuong B, White J, Louis L, Cairns R, Andrews G, Forster BB (2011) Get a kick out of this: the spectrum of knee extensor mechanism injuries. Br J Sports Med 45(2):140-146. doi:10.1136/bjsm.2010.076695.

［3］Abram SG, Sharma AD, Arvind C (2012) Atraumatic quadriceps tendon tear associated with calcific tendonitis. BMJ Case Rep pii:bcr2012007031. doi:10.1136/bcr-2012-007031.

［4］Brukner P, Khan K (2012) Clinical sports medicine. 4th edn. McGraw-Hill Education,

Australia.

［5］Kumar S, Rachakatla N, Kerin C, Kumar R (2010) Simultaneous traumatic rupture of the patellar tendon and the contralateral quadriceps tendon in a healthy individual. BMJ Case Rep pii:bcr0620103057. doi:10.1136/bcr.06.2010.3057.

［6］Hardy JR, Chimutengwende-Gordon M, Bakar I (2005) Rupture of the quadriceps tendon: an association with a patellar spur. J Bone Joint Surg Br 87(10):1361–1363.

［7］Clayton RA (2008) Court-Brown CM The epidemiology of musculoskeletal tendinous and ligamentous injuries. Injury 39(12):1338–1344. doi:10.1016/j.injury.2008.06.021.

［8］Maffulli N, Del Buono A, Spiezia F, Longo UG, Denaro V (2012) Light microscopic histology of quadriceps tendon ruptures. Int Orthop 36(11):2367–2371. doi:10.1007/ s00264-012- 1637-z.

［9］Ilan DI, Tejwani N, Keschner M, Leibman M (2003) Quadriceps tendon rupture. J Am Acad Orthop Surg 11(3):192–200.

［10］Ni Fhoghlu C, Ellanti P, Moriarity A, McCarthy T (2015) MRI features of a quadriceps tendon rupture. BMJ Case Rep pii:bcr2015209942. doi:10.1136/bcr-2015-209942.

［11］Longo UG, Fazio V, Poeta ML, Rabitti C, Franceschi F, Maffulli N, Denaro V (2009) Bilateral consecutive rupture of the quadriceps tendon in a man with BstUI polymorphism of the COL5A1 gene. Knee Surg Sports Traumatol Arthrosc 19(8):1403.

［12］Jolles BM, Garofalo R, Gillain L, Schizas C (2007) A new clinical test in diagnosing quadri- ceps tendon rupture. Ann R Coll Surg Engl 89(3):259–261.

［13］Arumilli B, Adeyemo F, Samarji R (2009) Bilateral simultaneous complete quadriceps rupture following chronic symptomatic tendinopathy: a case report. J Med Case Rep 3:9031. doi:10.4076/1752-1947-3-9031.

［14］Pfirrmann CW, Jost B, Pirkl C, Aitzetmüller G, Lajtai G (2008) Quadriceps tendinosis and patellar tendinosis in professional beach volleyball players: sonographic findings in correlation with clinical symptoms. Eur Radiol 18(8):1703–1709. doi:10.1007/s00330-008- 0926-9.

［15］Sernik RA, Cerri GG (2010) Ultrasonografia del sistema muscoloscheletrico. Correlazione con la risonanza magnetica. Casa Editrice Piccin, Luglio.

［16］Kamel M, Eid H, Mansour R (2004) Ultrasound detection of knee patellar enthesitis: a com- parison with magnetic resonance imaging. Ann Rheum Dis 63(2):213–214 .

［17］Visnes H, Tegnander A, Bahr R (2015) Ultrasound characteristics of the patellar and quadriceps tendons among young elite athletes. Scand J Med Sci Sports 25(2):205–215. doi:10.1111/ sms.12191.

[18] Kadakia NR, Ilahi OA (2003) Interobserver variability of the Insall–Salvati ratio. Orthopedics 26(3):321–323; discussion 323–324.

[19] Foley R, Fessell D, Yablon C, Nadig J, Brandon C, Jacobson J (2015) Sonography of traumatic quadriceps tendon tears with surgical correlation. J Ultrasound Med 34(5):805–810. doi:10.7863/ultra.34.5.805.

[20] Yu JS, Petersilge C, Sartoris DJ, Pathria MN, Resnick D (1994) MR imaging of injuries of the extensor mechanism of the knee. Radiographics 14(3):541–551.

[21] Bianchi S, Zwass A, Abdelwahab IF, Banderali A (1994) Diagnosis of tears of the quadriceps tendon of the knee: value of sonography. AJR Am J Roentgenol 162(5):1137–1140.

[22] Swamy GN, Nanjayan SK, Yallappa S, Bishnoi A, Pickering SA (2012) Is ultrasound diagnosis reliable in acute extensor tendon injuries of the knee? Acta Orthop Belg 78(6):764–770.

[23] Kountouris A, Cook J (2007) Rehabilitation of Achilles and patellar tendinopathies. Best Pract Res Clin Rheumatol 21(2):295–316.

[24] Pedrelli A, Stecco C, Day JA (2009) Treating patellar tendinopathy with Fascial Manipulation. J Bodyw Mov Ther 13(1):73–80. doi:10.1016/j.jbmt.2008.06.002.

[25] Kaux JF, Forthomme B, Namurois MH et al (2014) Description of a standardized rehabilitation program based on sub–maximal eccentric following a platelet–rich plasma infiltration for jumper's knee. Muscles Ligaments Tendons J 4(1):85–89. eCollection 2014.

[26] Dimitrios S, Pantelis M, Kalliopi S (2012) Comparing the effects of eccentric training with eccentric training and static stretching exercises in the treatment of patellar tendinopathy. A controlled clinical trial. Clin Rehabil 26(5):423–430. doi:10.1177/0269215511411114.

[27] Visnes H, Hoksrud A, Cook J, Bahr R (2005) No effect of eccentric training on jumper's knee in volleyball players during the competitive season: a randomized clinical trial. Clin J Sport Med 15(4):227–234 .

[28] Rio E, Kidgell D, Purdam C et al (2015) Isometric exercise induces analgesia and reduces inhibition in patellar tendinopathy. Br J Sports Med 49(19):1277–1283. doi:10.1136/bjsports–2014–094386.

[29] Matava MJ (1996) Patellar tendon ruptures. J Am Acad Orthop Surg 4(6):287–296.

[30] Kubo K (2015) Effects of repeated concentric and eccentric contractions on tendon blood cir-

culation. Int J Sports Med 36(6):481–484. doi:10.1055/s–0034–1398649.

[31] Enwemeka CS (1992) Functional loading augments the initial tensile strength and energy absorption capacity of regenerating rabbit Achilles tendons. Am J Phys Med Rehabil 71:31–38.

[32] Murrel GA, Lilly EG 3rd, Goldner RD, Seaber AV, Best TM (1994) Effects of immobilization on Achilles tendon healing in a rat model. J Orthop Res 12:582–591.

[33] Palmes D, Spiegel HU, Schneider TO, Langer M, Stratmann U, Budny T, Probst A (2002) Achilles tendon healing: long–term biomechanical effects of postoperative mobilization in a new mouse model. J Orthop Res 20:939–946 .

[34] Eliasson P, Fahlgren A, Pasternak B, Aspenberg P (2007) Unloaded rat Achilles tendon continue to grow, but lose viscoelasticity. J Appl Physiol 103:459–463.

[35] Andersson T, Eliasson P, Aspenberg P (2009) Tissue memory in healing tendons: short loading episodes stimulate healing. J Appl Physiol 107:417–421.

[36] Molloy T, Wang Y, Murrell GAC (2003) The roles of growth factors in tendon and ligament healing. Sports Med 33(5):381–394.

[37] Aspenberg P (2007) Stimulation of tendon repair: mechanical loading, GDFs and platelets. A mini–review. Int Orthop (SICOT) 31:783–789.

[38] Lanzetti RM, Vadal à A, Morelli F et al (2013) Bilateral quadriceps rupture: results with and without Platelet–rich plasma. Healio Orthopedics 36(11):e1474–e1478.

[39] Loppini M, Maffulli N (2012) Conservative management of tendinopathy: an evidence–based approach. Muscles Ligaments Tendons J 1(4):134–137.

[40] Adelmario Cavalcanti Nogueira Junior and Manoel de Jesus Moura Junior (2015) The effects of laser treatment in tendinopathy: a systematic review. Acta Ortop Bras 23(1):47–49.

[41] Wang CJ (2012) Extracorporeal shockwave therapy in musculoskeletal disorders. J Orthop Surg Res 7:11.

[42] Notarnicola A, Moretti B (2012) The biological effects of ESWT on tendon tissue muscles. Ligaments and Tendons J 2(1):33–37.

[43] d' Agostino MC, Craig K, Tibalt E, Respizzi S (2015) Shock wave as biological therapeutic tool: From mechanical stimulation to recovery and healing, through mechanotransduction. Int J Surg 24(Pt B):147–153. doi:10.1016/j.ijsu.2015.11.030.

[44] Speed C (2014) A systematic review of shockwave therapies in soft tissue conditions: focusing on the evidence. Br J Sports Med 48(21):1538–1542.

［45］Haupt G (1997) Shock waves in orthopedics. Article in German. Urologe A 36(3):233–238.

［46］Mani–Babu S, Morrissey D, Waugh C, Screen H, Barton C (2015) The effectiveness of extra-corporeal shock wave therapy in lower limb tendinopathy: a systematic review. Am J Sports Med 43(3):752–761.

［47］Chen YJ, Wang CJ, Yang KD, Kuo YR, Huang HC, Huang YT, Sun YC, Wang FS (2004) Extracorporeal shock waves promote healing of collagenase–induced Achilles tendinitis and increase TGF–beta1 and IGF–1 expression. J Orthop Res 22(4):854–861.

［48］Han SH, Lee JW, Guyton GP, Parks BG, Courneya JP, Schon LC (2009) Effect of extracorpo-real shock wave therapy on cultured tenocytes. "J. Leonard Goldner Award 2008". Foot Ankle Int 30(2):93–98 .

［49］de Girolamo L, Stanco D, Galliera E, Viganò M, Lovati AB, Marazzi MG, Romeo P, Sansone V (2014) Soft–focused extracorporeal shock waves increase the expression of tendon–specific markers and the release of anti–inflammatory cytokines in an adherent culture model of pri-mary human tendon cells. Ultrasound Med Biol 40(6):1204–1215 .

［50］Vetrano M, d'Alessandro F, Torrisi MR, Ferretti A, Vulpiani MC, Visco V (2011) Extracorporeal shock wave therapy promotes cell proliferation and collagen synthesis of primary cultured human tenocytes. Knee Surg Sports Traumatol Arthrosc 19(12):2159–2168.

［51］Chao YH, Tsuang YH, Sun JS, Chen LT, Chiang YF, Wang CC, Chen MH (2008) Effects of shock waves on tenocyte proliferation and extracellular matrix metabolism. Ultrasound Med Biol 34(5):841–852.

［52］Leone L, Vetrano M, Ranieri D, Raffa S, Vulpiani MC, Ferretti A, Torrisi MR, Visco V (2012) Extracorporeal Shock Wave Treatment (ESWT) improves in vitro functional activities of rup-tured human tendon–derived tenocytes. PLoS One 7(11), e49759.

［53］Zhang D, Kearney CJ, Cheriyan T, Schmid TM, Spector M (2011) Extracorporeal shockwave–induced expression of lubricin in tendons and septa. Cell Tissue Res 346(2):255–262. doi:10.1007/s00441–011–1258–7.

［54］Waugh CM, Morrissey D, Jones E, Riley GP, Langberg H, Screen HR (2015) In vivo biological response to extracorporeal shockwave therapy in human tendinopathy. Eur Cell Mater 29:268– 280; discussion 280.

［55］Ibounig T, Simons TA (2015) Etiology, diagnosis and treatment of tendinous knee extensor mechanism injuries. Review article. Scand J Surg pii:1457496915598761.

［56］Ciriello V, Gudipati S, Tosounidis T et al (2012) Clinical outcomes after repair of quadriceps tendon rupture: a systematic review. Injury, Int J Care Injured 43:1931–1938.

[57] Wenzl ME, Kirchner R, Seide K et al (2004) Quadriceps tendon ruptures-is there a complete functional restitution? Injury, Int J Care Injured 35:922–926 .

[58] Kelly DW, Carter VS, Jobe FW, Kerlan RK (1984) Patellar and quadriceps tendon ruptures:jumper's knee. Am J Sports Med 12(5):375–380.

[59] Yepes H, Tang M, Morris SF, Stanish WD (2008) Relationship between hypovascular zones and patterns of ruptures of the quadriceps tendon. J Bone Joint Surg 90:2135–2141.

[60] Ramseier LE, Werner CML, Heinzelmann M (2006) Quadriceps and patellar tendon rupture. Injury Int J Care Injured 37:516–519.

[61] Malta LMA, Gameiro VS, Sampaio EA et al (2014) Quadriceps tendon rupture in maintenance haemodialysis patients: Results of surgical treatment and analysis of risk factors. Injury, Int Care Injured 45:1970–1973.

[62] Ellanti P, Moriarity A, Wainberg N et al (2015) Association between patella spurs and quadriceps tendon ruptures. Muscles Ligaments and Tendons J 5(2):88–91.

[63] Boublik M, Schlegel TF, Koonce RC et al (2013) Quadriceps tendon injuries in National Football League Players. Am J Sports Med 41:1841.

[64] O'Shea K, Kenny P, Donovan J et al (2002) Outcomes following quadriceps tendon ruptures. Injury, Int Care Injured 33:257–260.

[65] Verdano MA, Zanelli M, Corsini T et al (2014) Quadriceps tendon tear rupture in healthy patients treated with patellar drilling holes: clinical and ultrasonographic analysis after 36 month of follow up. Muscles Ligaments and Tendons J 4(2):194–200.

[66] Maniscalco P, Bertone C, Rivera F, Bocchi L (2000) A new method of repair for quadriceps tendon ruptures. A case report. Panminerva Med 42:223–225.

[67] Kim TWB, Kamath AF, Israelite CL (2011) Suture anchor repair of quadriceps tendon rupture after total knee arthroplasty. J Arthroplasty 26(5):817–820.

[68] Richards DP, Barber FA (2002) Repair of quadriceps tendon ruptures using suture anchors. Arthroscopy 18(5):556–559 .

[69] Petri M, Dratzidis A, Brand S et al (2015) Suture anchor repair yields better biomechanical properties than transosseous sutures in ruptured quadriceps tendons. Knee Surg Sports Traumatol Arthrosc 23:1039–1045.

[70] Lee D, Stinner D, Mir H (2013) Quadriceps and patellar tendon ruptures. J Knee Surg 26(5):301–308. doi:10.1055/s-0033-1353989.

［71］Hidetomo S, Yoichi S, Toshiaki Y, Shin Y, Takahiro S, Koji N, Hiroaki K, Kimio S (2015) Arthroscopic quadriceps tendon repair: two case reports. Case Rep Orthop 937581. Published online 2015 February 28. doi:10.1155/2015/937581.

［72］Volk WR, Yagnik GP, Uribe JW (2014) Complications in brief: quadriceps and patellar tendon tears. Clin Orthop Relat Res 472(3):1050–1057. doi:10.1007/s11999–013–3396–6.

［73］Ribbans WJ, Angus PD (1989) Simultaneous bilateral rupture of the quadriceps tendon. Br J Clin Pract 43:122–125.

［74］Shah MK (2002) Simultaneous bilateral rupture of quadriceps tendons: analysis of risk factors and associations. South Med J 95:860–866.

［75］Mosler E, Folkhard W, Knorzer E, Nemetschek–GanslerH NT, Koch MH (1985) Stress–induced molecular rearrangement in tendon collagen. J Mol Biol 182:589–596.

［76］Boudissa M, Roudet A, Rubens–Duval B, Chaussard C, Saragaglia D (2014) Acute quadriceps tendon ruptures: a series of 50 knees with an average follow–up of more than 6 years. Orthop Traumatol Surg Res 100(2):213–216.

第七章　髂胫束综合征

Marco Merlo，Sergio Migliorini　编

李晓刚　译

摘要　髂胫束综合征（ITBS）是由横过股骨外侧髁的滑膜侧隐窝或髂胫束下面的滑囊和髂胫束重复摩擦引起的过度使用性损伤。众所周知，髂胫束（ITB）问题是耐力运动中尤其是长距离跑步外侧膝痛的原因。足部触地前后，摩擦开始出现，摩擦主要发生在足部接触地面的阶段，膝关节屈曲 30° 或 30° 以下时。ITBS 的发展通常是内在因素和外在因素共同作用的结果，必须对跑步的生物力学和训练计划进行评估。ITBS 通常不需要影像学检查（MRI、超声）来确定诊断。保守治疗包括运动的矫正、软组织治疗、电疗、皮质类固醇注射和纠正生物力学异常。如果保守治疗失败，可以根据作者的建议进行髂胫束手术松解，这是一个为了恢复到同样水平运动能力的安全治疗。

7.1　介绍

ITBS 是一种由横过股骨外侧髁的滑膜侧隐窝或髂胫束下面的滑囊和髂胫束的重复摩擦引起的过度使用损伤。ITBS 是跑步者中膝外侧疼痛最常见的原因，在所有跑步相关的过度使用损伤里面有 12% 的发生率[1,2]。1975 年，马林斯（Marines）第一次描述了接受大量耐力训练的海军 ITBS。近年来，公路耐力赛的成功举办，使得被诊断为 ITBS 的病例越来越多。涉及这一病理问题的其他运动有铁人三项、足球和自行车。

7.2　病因

髂胫束被认为是阔筋膜张肌腱的延续，间接附着于臀中肌、臀大肌和股外侧肌。肌间隔将髂胫束连接到股骨粗线，直到接近股骨外上髁。髂胫束在远端止于髌骨外侧缘、髌骨外侧支持带和胫骨 Gerdy 结节处。髂胫束在股外侧髁上侧面和 Gerdy 结节之间的部分是没有骨附着的[4, 5]。一个像滑膜组织一样的囊挤在髂胫束下，充当髂胫束和股骨外上髁之间的界面[6]。

髂胫束协助阔筋膜张肌外展大腿，控制和减速大腿内收。

当膝关节完全伸展到 20°～30° 时，髂胫束位于股骨外侧髁的正前方，起主动伸膝的作用。膝关节屈曲 20°～30° 时，髂胫束位于股骨外侧髁的后部，其作用类似于主动屈膝肌[7]。在行走和跑步过程中，髂胫束是重要的下肢稳定器。一项对跑步者的生物力学研究发现，在步态周期中，髂胫束的后缘恰好在足部触地后撞击外侧髁，摩擦发生在膝关节弯曲或略小于 30° 处。奥查德（Orchard）指出，患有 ITBS 的跑步者，在足部触地阶段，膝关节弯曲角度平均为 21.4°±4.3°，或略低于文献中传统描述的弯曲角度 30°[8]（图 7.1）。

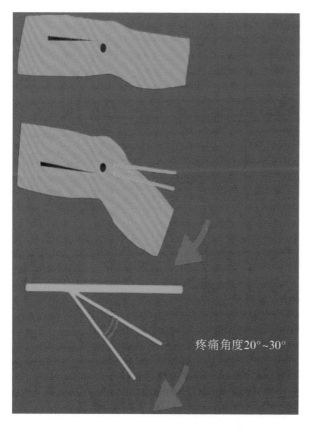

疼痛角度20°~30°

图 7.1 跑步时发生在髂胫束和股骨外侧髁的摩擦出现在膝关节屈曲 20°~30°。

与其他过度使用损伤一样，髂胫束综合征也有内在原因和外在原因[9]（表7.1）。

表 7.1　ITBS 内在和外在因素

内在因素	外在因素
膝内翻	高冲击的跑步类型
胫骨内旋	训练错误
高弓内翻足	跑坡道
股骨前倾	肌肉牵伸不足
膝外侧松弛	不好的或不合适的鞋
足过度旋前	自锁脚踏和车座位置不正确
髋外展肌弱	铁人三项中从自行车到跑步的过渡
小腿差异	

最重要的外在因素是训练错误（跑量或强度突然增加、山地跑和计时训练、缺乏热身、肌肉拉伸不足、鞋子不好）对跑步生物力学的影响。在铁人三项运动中，从骑自行车到跑步的转变，从骑自行车的向心肌收缩到跑步的离心收缩，从无负荷的骑车阶段到有负荷的跑步阶段是一个极易损伤的阶段。在这个阶段中，需要几公里的时间来重获神经肌肉的效率和弹性，这时正确的跑步方式是必不可少的[10]。在这个阶段，不能分散运动组织的负荷，促使应力传递到膝关节。跑步者在低配速和高冲击跑的训练方式下，在足部触地膝关节屈曲小于 30° 时，会诱发髂胫束的摩擦。

在自行车运动中，异常的膝关节外侧应力通常是自锁踏板位置不正确导致的结果，尤其在使用向内旋转的自锁踏板骑行，又伴有膝关节内翻或胫骨外旋大于 20° 时。自 1985 年引入这种固定式自锁踏板系统后，损伤普遍增加。鞍座过高也会导致膝关节在 150° 后伸展，导致远端髂胫束越过股骨外上髁时磨损。

活动路面也会促进跑步者 ITBS 的发展：在拱度过大的路面跑步会使膝关节外侧产生过大的应力。下坡跑往往更糟，因为在足部触地时膝关节弯曲度降低，从而增加了在 Orchard 撞击区内膝关节承受的力[8]。

导致 ITBS 的解剖因素包括膝过度内翻、胫骨向内过度扭转、足旋前、髋外展肌薄弱、下肢不等长、高弓足、股骨前倾。Fredericson[11] 发现患有 ITBS 的跑步者患侧髋外展肌明显变弱；疲劳的跑步者或臀中肌较弱的跑步者容易在支撑中期增加大腿内收和内旋，导致膝外翻矢量增加。这些情况增加了髂胫束的张力，使它更容易撞击股骨外侧髁，尤其是在足部触地时，最大地减速同时吸收了地面的反作用力。在腿长度不等时，由于前足内翻的增加和膝 Q 角的增加，ITBS 在短腿的人中更常见[12]。

患有 ITBS 的运动员中有 65% 是男性，这是因为训练量大，从业者多[1]。女性 ITBS 的发生率低于男性的原因是解剖因素如膝外翻、膝内侧松弛、外侧髁不突出。

此外，阔筋膜张肌、膝关节和髋屈肌缺乏肌肉弹性也是损伤的危险因素，特别是经过多年自行车比赛后参加三项全能比赛的三项全能运动员[10] 易引发 ITBS。

其他作者对 ITBS 的发病机制有不同的解读。费尔克拉夫（Fairclough）认为，髂胫束过度使用损伤更可能与髂胫束下方的脂肪压迫有关，而不是与膝关节屈伸时的重复摩擦有关[13]。埃克曼（Ekman）[14] 和阿里里（Hariri）[15] 认为，髂胫束下的滑囊炎是 ITBS 的唯一原因。

7.3　患者评估

ITBS 的主要症状是膝关节外侧剧痛或灼痛。患者通常将疼痛定位在股骨外侧髁和 Gerdy 结节止点之间的髂胫束远端区域。跑步者经常注意到，他们开始跑步时没有疼痛，但在重复一段时间或距离后出现症状。如果 ITBS 进展，疼痛甚至在行走过程中也会持续，尤其是患者上下楼梯时。在某些情况下，有 ITBS 的跑步者可以进行无痛的其他体育活动，如滑雪、打篮球和踢足球。

除了局部压痛，膝关节检查通常是阴性的，偶尔有髂胫束穿过股骨外侧髁远端部位的肿胀。

在 ITBS 和髂胫束功能评估中，通常使用一些激发性测试。当运动员屈膝并将膝关节从 90° 伸展到 180° 时，直接按压穿过股骨外上髁的远端纤维通常会产生强阳性反应（霍姆斯试验）。Noble 试验是在患者仰卧的情况下进行的；从受影响的膝关节屈曲 90° 开始，在股骨外上髁上直接加压的同时进行膝关节伸展，膝关节屈曲 30° 附近有可重复的疼痛。Thomas 试验可用于确定髂腰肌、股直肌和髂胫束的紧张度。检查时让患者仰卧在检查台的边缘，双膝放在胸前。患者在胸前抱住未受影响的腿，受影响的腿伸展并降低。如果患者不能将受影响的腿完全伸展并降低到水平位置，测试结果为阳性。引出 Migliorini-Merlo 征也很有意义：患者仰卧，膝关节完全伸直，在 ITBS 患者，可以观察到髂胫束和股骨外上髁之间有明显的沟（图 7.2）。

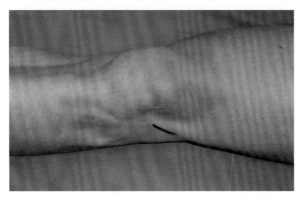

图 7.2　Migliorini-Merlo 征：当膝关节完全伸直时，可以观察到髂胫束和股骨外上髁之间有明显的沟

有一些特殊病例，对跑步的生物力学进行评估，对铁人三项和骑自行车的人、自行车、跑鞋、矫形器和减震器进行评估非常重要。

鉴别诊断包括：外侧半月板病变、腘肌或股二头肌肌腱病、髌骨综合征、腓总神经损伤、股外侧肌筋膜疼痛、股骨外侧髁骨软骨病。

7.4　影像学检查

虽然不是常规要求，但放射成像可以用来补充体格检查。常规膝关节 X 线片，包括正位、侧位和髌骨轴位片，可作为排除其他可能引起膝关节外侧疼痛原因的辅助诊断，如退变性疾病引起的外侧关节间隙狭窄、髌骨轨迹异常和应力性骨折。

相比 MRI，膝外侧室的超声检查是低成本和可用的首选放射学评估。通常超声检查是为了测量髂胫束厚度和下面的滑囊。

所有运动员均应行 MRI 检查以确定诊断，因为 ITBS 可能与其他膝关节紊乱相混淆，如外侧半月板撕裂、腘肌肌腱病变、外侧副韧带拉伤、腘绳肌拉伤、股骨外侧髁骨软骨损伤或软骨骨折。一些作者 [14, 16] 报道了在外上髁的髂胫束深层出现高强度信号，表现为充满液体的病灶，以及髂胫束的远端明显增厚。埃克曼（Eckman）[14] 发现股骨外上髁处的髂胫束明显增厚。疾病组髂胫束厚度为 5.49 mm ± 2.12 mm，对照组为 2.52 mm ± 1.56 mm。

7.5　保守治疗

非手术治疗是 ITBS 的主要治疗手段。

在急性期，治疗必须减轻疼痛，我们建议停止刺激性活动，如跑步或骑自行车，应休息 2~3 周，直到疼痛消失。不使用下肢的游泳池浮漂游泳通常是急性期唯一允许的运动。在这一阶段，每日冷冻疗法是有用的，应纳入物理治疗计划，以努力减少 ITBS 的炎症。

口服 NSAID 可以减少急性炎症反应，单凭这些还不能有效缓解症状。局部注射皮质类固醇（在疼痛 3 天后，尤其是浸润髂胫束下滑囊）可以减轻疼痛，并有助于诊断 ITBS。局部皮质类固醇浸润在 ITBS 早期（前 14 天）治疗中是有效和安全的 [17]。

注射富血小板血浆（PRP）应该是一个可选治疗方案，但实际上它需要更多的研究来确定真正的疗效。

物理治疗是 ITBS 非手术治疗的重要组成部分。典型的治疗方案包括针对髂胫束、阔筋膜张肌、腘绳肌和臀中肌的专门拉伸练习。当体格检查发现有活动受限时，髂腰肌、股直肌、腓肠肌和比目鱼肌也应该被拉伸。急性炎症消退后开始拉伸锻炼。此外，患者可以使用泡沫轴作为肌筋膜松解工具，以打破髂胫束中的软组织粘连。在亚急性期，深层按摩、挤压、纤维粘连松解、间皮疗法是治疗阔筋膜张肌和股外侧肌触发点的重要手段。将冲击波应用于股外侧肌远端肌肉肌腱连接处的触发点和髂胫束，显示出良好的效果。软组织和髌骨内侧松动手法治疗也可能有助于延长髂胫束。

一旦患者能够在不疼痛的情况下进行拉伸训练，就可以在康复计划中加入力量训练。注意加强髋外展肌（臀中肌）和稳定骨盆的核心肌肉的近端力量，防止髋关节过度内收[7]。先从侧卧抬腿开始锻炼，帮助患者学会单独锻炼臀中肌。所有的力量训练，都应该从一组 20 次开始，并建立每天的自由重复组数。因为训练是特定于肢体位置的，所以患者需要逐渐进行负重训练。先让患者进行下台阶的锻炼；一旦患者掌握了，就可以进行骨盆下降练习[11]。

在亚急性阶段，运动员可以回到自行车运动中，在平坦的地形上以无痛的节奏轻松蹬踏（80 转 /min 或更低），可以有一点阻力。能否恢复跑步取决于病情的严重程度和患者的病前功能。我们建议每两天跑步一次，从平坦地面上轻松的短跑开始，然后慢跑；生物力学研究表明，快节奏的跑步不太可能加重 ITBS[8]。我们建议逐渐增加长跑距离和频率，避免山地训练和强化训练（太多、太快）。大多数患者无须手术，在 6~8 周内就能缓解症状，并且能够恢复运动而无长期后遗症。

考虑跑鞋和脚部接触地面的生物力学，自行车鞍座的位置（避免膝关节屈曲超过 150°），以及不正确的自锁脚踏定位（膝内翻或胫骨外旋超过 20%，使用内旋的自锁脚踏骑行时，会对远端髂胫束造成明显的应力），应特别注意运动装备。过度旋前的跑步者应该使用稳定的跑鞋，一般每 800~1000 km 换一次鞋，因为此时鞋子失去了几乎 60% 的吸收地面反作用力的能力[18]。

小腿的长度差异可使用跑鞋矫形器或自行车鞋和自锁踏板之间的厚度进行纠正。在某些情况下，将减震器放在鞋内很有用，这样可以在足部触地时增加膝关节的弯曲度。

7.6 手术治疗

只有在广泛的非手术措施未能缓解症状（3~6 个月）后，才需要手术治疗。

奥尔梅斯（Holmes）[19] 提出了两种手术方法：经皮松解术和切开松解术。经皮切口在局部麻醉下进行，膝关节保持在 90°，这样后纤维就可以从股骨外上髁游离出来。开放性松解手术包括切除底部 4 cm、顶部 2 cm 的椭圆形组织。

马腾斯（Martens）[20] 从髂胫束的后部切除一个基底部宽 2 cm，高 1.5 cm 的三角形的部分。髂胫束 Z 形延长是理查兹（Richards）描述的一种手术方法[9]。

阿里里（Hariri）[15]建议开放性髂胫束滑囊切除术。米歇尔斯（Michels）[21]描述了一种关节镜技术，通过外上侧附加入路，使用滑膜刨削刀清理松解外侧滑膜隐窝来治疗难治性ITBS。

我们的手术通常在局部麻醉下在医院日间手术部进行，通过一个小通道（小于 2 cm）进行，在膝关节 70° 屈曲位，行髂胫束垂直次全切开术。由于血肿和持续性滑膜反应的高风险，我们没有切除髂胫束下面的滑囊。髂胫束松解足以消除髂胫束与股骨外上髁的撞击，从而减少滑囊炎。在手术结束时，加压绷带和冷疗是必须采取的措施。在某些情况下，我们对膝关节进行关节镜检查，以排除其他相关关节损伤，特别是涉及外侧半月板的损伤（图 7.3）。

手术后立即开始术后治疗。患者可以用双拐进行所能承受的负重，直到步态恢复正常。一般，他们可以在术后 3~5 天不拄拐杖走路。一些运动员在术后第 2 周会出现切口附近的小黏液肿或血肿。这些症状通过间歇性冰敷、局部压迫或抽吸可以在 3~5 天自发消失。髋关节和膝关节的被动活动从术后第 1 天开始，第 3 天达到膝关节完全伸展，第 2 周结束时达到髋关节和膝关

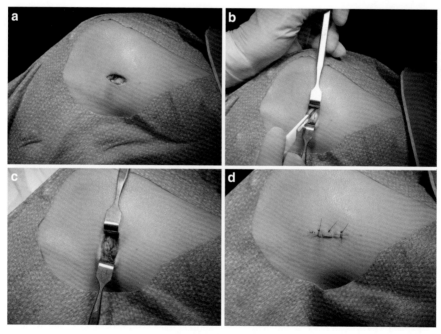

图 7.3　我们的手术程序。a. 显露髂胫束；b. 髂胫束垂直切口；c. 髂胫束完全松解；d. 皮肤缝合

节全范围屈曲。髌股关节的活动特别强调髌骨的内侧滑动。髂胫束的轻柔按摩和关节活动度训练在第 1 周开始，在第 2 周逐渐开始拉伸。

髋外展肌等长训练在第 1 周进行，在第 2~4 周增加主动关节活动度训练和进行等张抗阻训练。最初的练习是侧卧抬腿，以帮助患者学会单独的臀中肌练习。对于所有的力量练习，患者从一组 20 次的开始，每天练习 3 组。因为训练是有肢体特定位置的，所以患者必须逐渐进行负重训练。最初，患者可以进行下台阶练习。一旦掌握了这一点，就可以教患者进行骨盆下降练习。神经肌肉电刺激可应用于股四头肌，以防止术后抑制影响。手术医生在术后第 4 周对患者重新进行评估。术后 6~8 周开始逐渐进行可以耐受的游泳和自行车运动，恢复跑步。一般，运动员只要能无痛进行所有力量训练，就可以恢复跑步。我们建议在前 4 周每隔一天跑步一次，从在平地上轻松冲刺开始。生物力学研究 [8] 已经表明，快节奏跑不太可能加重 ITBS，因为在足部触地时，膝关节弯曲超过引起摩擦的角度。根据我们的经验，根据埃文斯（Evans）的研究 [4]，髂胫束松解不会影响髋关节和膝关节的生物力学。

7.7 结论

ITBS 是导致运动员膝关节外侧疼痛的常见原因，尤其是耐力运动员。我们关注的是疾病背后确切病因的重要性，即考虑内在和外在因素，每个运动员的病因是不同的。大多数 ITBS 患者通过积极的康复治疗和活动调整可得到改善。只有在广泛的非手术措施不能缓解症状时，才可手术松解髂胫束。在各种手术治疗方案中，我们报道的手术取得了良好的效果，使运动员恢复了无痛运动。

参考文献

［1］Barber FA, Sutker AN (1992) Iliotibial band syndrome. Sports Med 14(2):144–148.

［2］Noble CA (1980) Iliotibial band friction in runners. Am J Sports Med 8:232–234.

［3］Renne JW (1975) The iliotibial band friction syndrome. J Bone Joint Surg Am57(8):1110–1111.

［4］Evans P (1979) The postural function, of the iliotibial tract. Ann R Coll Surg Engl 61(4):272–280.

［5］Terry GC, Hughston JC, Norwood LA (1986) The anatomy of the iliopatellar band and the iliotibial tract. Am J Sports Med 14(1):39–45.

［ 6 ］ Nemeth WC, Sanders BL (1996) The lateral synovial recess of the knee: anatomy and role in chronic iliotibial band friction syndrome. Arthroscopy 12(5):574–580.

［ 7 ］ Strauss EJ, Kim S, Calcei JC, Park D (2011) Iliotibial band syndrome: evaluation and management. J Am Acad Orthop Surg 19(12):728–736.

［ 8 ］ Orchard JW, Fricker PA, Abud AT, Mason BR (1996) Biomechanics of iliotibial band friction syndrome in runners. Am J Sports Med 24(3):375–379.

［ 9 ］ Orava S, Lappilahti J (1999) Overuse injuries of tendons in athletes. J Bone Joint Surg (Br) 4:128–131.

［ 10 ］ Migliorini S (2000) The triathlon: acute and overuse injuries. J Sports Traumatol Relat Res 22(4):186–195.

［ 11 ］ Fredericson M, Guillet M, De Benedictis L (2000) Quick solutions for iliotibial band syndrome. Phys Sports Med 28(2):55–68.

［ 12 ］ Schwellnus MP (1993) Lower limb biomechanics in runners with the iliotibial band friction syndrome. Med Sci Sports Exerc 25(5):S69.

［ 13 ］ Fairclough JJ, Hayashi K, Toumi H, Lyons K, Bydder G, Phillips N, Best TM, Benjamin M (2006) The functional anatomy of the iliotibial band during flexion and extension of the knee: implications for understanding iliotibial band syndrome. J Anat 208(3):309–316.

［ 14 ］ Ekman EF, Pope T, Martin DF, Curl WW (1994) Magnetic resonance imaging of the iliotibial band syndrome. Am J Sports Med 22:851–854.

［ 15 ］ Hariri S, Savidge ET, Reinold MM, Zachazewski J, Gill TJ (2009) Treatment of recalcitrant iliotibial band friction syndrome with open iliotibial band bursectomy. Am J Sports Med 37(7):1417–1424.

［ 16 ］ Murphy BJ, Hechtman KS, Uribe JW, Selesnick H, Smith RL, Zlatkin MB (1992) Iliotibial band friction syndrome: MR imaging fi ndings. Radiology 185(2):569–571.

［ 17 ］ Gunter P, Schwellnus MP (2004) Local corticosteroid injection in iliotibial band friction syndrome in runners: a randomised controlled trial. Br J Sports Med 38:269–272.

［ 18 ］ Cook SD, Kester MA, Brunet ME, Haddad RJ Jr (1985) Biomechanics of running shoe performance. Clin Sports Med 4:619–626.

［ 19 ］ Holmes JC, Pruitt AL, Whalen NJ (1993) Iliotibial band syndrome in cyclists. Am J Sports Med 21(3):419–424.

［ 20 ］ Martens M, Libbrecht P, Burssens A (1989) Surgical treatment of iliotibial band friction syndrome. Am J Sports Med 17(5):651–654.

［ 21 ］ Michels F, Jambon S, Allard M, Bousquet T, Colombet P, De Lavigne C (2009) An artroscopic technique to treat the ileotibial band syndrome. Knee Surg Sports Traumatol Arthrosc 17(3):233–236.

第八章　腘绳肌综合征

Gian Nicola Bisciotti，L.Pulici，A.Quaglia，A.Orgiani，L.Balzarini，
P.Felisaz，Piero Volpi　编

李涛　张青松　译

摘要　腘绳肌综合征（HS）通常被认为是与腘绳肌近端有关的一种肌腱末端病。但是，我们一定不能忘记可能造成这一疾病的创伤原因。实际上，已经有文献很好地描述了其与之前发生过腘绳肌近端损伤的关联。HS 是一种典型的运动病理学改变，主要影响短跑运动员、长跑运动员、足球运动员和北欧式滑雪者，高发于 29~37 岁。首选的治疗方案是保守治疗，只有在保守治疗失败的情况下才考虑手术治疗。

8.1　简介

普拉宁（Puranen）和奥拉瓦（Orawa）于 1988 年首次描述了 HS[1]，这一综合征被认为是近端腘绳肌的肌腱末端病。通常，HS 与先前的腘绳肌近端纤维变性导致的组织损伤有关，或与因退变而增宽的腘绳肌近端肌腱组织刺激邻近坐骨神经有关 [1,3]。文献很好地阐述了 HS 与先前的腘绳肌近端损伤的关系 [1,3-7]，这种情况占病例总数的 19%~76% [2,5,8-12]。最初，HS 被描述为 "短跑运动员病变" [1]，但我们目前的认识是，这种病理改变在长跑运动员、足球运动员和北欧式滑雪者中也非常常见 [1,2,5,7]，高发于 29~37 岁 [5,11,13]。

8.2　临床诊断

在触诊腘绳肌近端止点处时，大多数 HS 患者会对不同的按压强度表现出选择性疼痛 [1,2,5,7,11]，而腘绳肌或臀肌的手法查体可以正常 [3,8]。神经系统检查也是阴性的 [5,8]。通常，患者在进行柔韧性检查时会感到腘绳肌近侧止点处不适，但是这些试验无明显的意义 [1, 5]。如果腘绳肌拉伸试验（HST）（图 8.1）在近端腘绳肌止点处引起疼痛，则为阳性 [7]。其他类似的试验包括 Puranen−Orawa 试验（图 8.2）和膝关节拉伸试验（图 8.3）。由于 HS 经常涉及髋关节外展肌的萎缩 [14]，因此患侧特伦德伦堡试验（Trendelenburg test）可能是阳性的 [2]。根据坐骨神经受累情况，患者可表现出不同程度的神经根症状。通常，HS 不会妨碍跑步活动，但会很大程度地限制跑步。通常，在上坡、下坡跑步，以及短跑中可引起疼痛，在平地的低速率跑时，仅会保持"低"程度疼痛。其他涉及的症状还包括，当患者保持坐姿时，尤其是坐在坚硬的表面上，坐骨结节处疼痛 [2]。鉴别诊断应考虑 [15]：①腘绳肌间接损伤；②梨状肌综合征；③坐骨滑囊炎；④坐骨神经痛；⑤大腿慢性骨筋膜鞘综合征；⑥深部血肿；⑦软组织肿瘤。

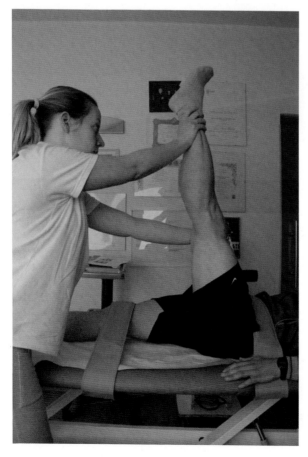

图 8.1　在腘绳肌拉伸试验中，检查者迅速弯曲被检查者髋关节，然后迅速伸展被检查者膝关节。如果在肌腱近端止点处引起疼痛，则为阳性

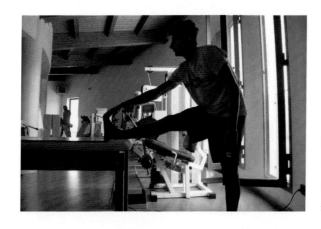

图 8.2　Puranen–Orawa 试验：患者在站立时主动拉伸腘绳肌。如果在肌腱近端止点处引起疼痛，则为阳性

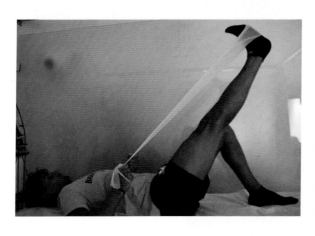

图 8.3　膝关节拉伸试验：患者在仰卧位使用弹力带拉伸腘绳肌。如果在肌腱近端止点处引起疼痛，则为阳性

8.3　影像学检查

腘绳肌复合体的病理改变可能会影响坐骨结节的松质骨和皮质骨、肌腱、腱腹交界处（myotendinous junction，MTJ）、肌周围筋膜、肌肉，并最终影响坐骨神经。

诊断成像方法需要高的组织对比度分辨率，安全性和有利的成本 / 收益比模式。

今天，MRI 被认为是影像诊断的金标准。

传统的平片可能在检测坐骨结节皮质骨的变化及邻近软组织钙化中起一定作用，这是慢性肌腱末梢病变的典型征兆，常见于年长的患者。平片还可以看到创伤后所致的撕脱的骨碎片。

由于对软组织对比度差和对骨盆的高辐射剂量，CT 应该仅限于特定病例。但是，CT 可用于需要更好地显示撕脱性骨碎片解剖结构的情况。

超声是一种安全的技术，对肌腱等浅层结构很敏感，但无法了解松质骨结构的信息。此外，不同操作者之间具有可变性，因此需要熟练的操作者。

MRI 可以显示所有此类病理变化，可以充分检测到骨髓水肿，肌腱或肌肉拉伤或撕裂，以及瘢痕组织的形成。

MRI 是一种安全、可重复的检查，操作者之间的变异性低，可以清晰地显示手术细节所需的解剖结构。

在冠状面上，坐骨结节有两个面。上外侧面或斜面是半膜肌附着的一侧，而下内侧面或水平面是股二头肌肌腱和半腱肌肌腱作为联合腱附着的一侧。有时，这两个肌腱很难分开，表现出解剖学差异。最好在冠状面内观察肌腱附着处，但在轴向平面内检查所见也非常重要。放射科医生必须注意大收肌腱在下内侧面上的附着，该附着与联合腱紧密相连，毗邻于联合腱的略偏前内侧，如混淆可能会导致误诊。

损伤类型通过 MRI 检查很容易明确，在大多数情况下，不需要造影剂注射。腘绳肌损伤可分为拉伤（或部分撕裂）和撕脱（或完全撕裂）。

大多数应变发生在腱腹交界处[16]，这是与肌肉相连的最薄弱的区域。但是，腱腹交界处不是一个明显的区域，而是一个 10~12 mm 的过渡区，在该过渡区，肌原纤维与肌腱或韧带末端交织。T2 抑脂序列或 STIR 图像中的高信号是典型的水肿、液体和血液成分，这样的信号通常出现在完整的肌纤维之间，形成羽毛状外观。对于大肌肉的拉伤，出血可能更为重要；典型的高信号会出现在急性损伤处，并可能沿坐骨神经周围分布。

腘绳肌撕脱是指在坐骨结节处，腘绳肌的一个或多个肌腱近端从骨面分离。在成年人中，腘绳肌完全撕脱通常累及肌腱而非骨骼。肌腱撕脱必须根据回缩的程度来识别，因为它需要及时进行手术修复。完全撕脱几乎总是累及联合腱（股二头肌和半腱肌），部分撕裂最常累及半膜肌。三个肌腱同时撕裂也很常见，而其中一个或两个肌腱在附着处的撕裂则较少[17]。

儿童的急性腘绳肌损伤通常会出现撕脱骨片，在平片和超声影像上均可检测到。

在未成熟的骨骼中，骨骺因为钙化不完全，而成为肌肉肌腱结构中最薄弱的环节，由于撕裂的骨化中心有典型的大血管，这些损伤有时会导致大块的骨形成[18]。重要的是要确定肌腱附着处的位移是否超过 2 cm[19]。

腘绳肌复合体的慢性撕裂可以用 MRI 检查以评估瘢痕组织的形成。这种瘢痕组织在所有序列中均为低信号。

在 MRI 中，长期存在腘绳肌损伤会导致废用性改变，如肌肉萎缩及脂肪替代，这在 T1 加权 MRI 图像上得到了最好的显示。应当常规评估坐骨神经以显示潜在的包裹、压迫或束缚。

在超声影像中，瘢痕组织的特征是形状不规则和回声结构不均匀。弥漫性和局灶性增厚伴低回声改变是慢性肌腱病的特征。超声将良好的空间分辨率与动态评估能力结合在一起，可以对于肌腱完整性提供额外的有用信息。肌腱周围的积液很容易显示。对侧评估也有很好的对比作用。

由于肌肉与肌束间水肿之间的对比度较低，因此腱腹交界处撕裂在 MRI 中可能难以辨认，在超声影像中更微弱。然而，随着肌肉破坏的严重程度而增加的血液成分和水肿，使得超声成为一种敏感性良好的成像方式。彩色多普勒超声可用于评估新血管形成、炎症和愈合，而弹性成像可从理论上评估肌肉水肿或结缔组织替代的程度。

8.4　保守治疗

保守治疗是 HS 的首选方法，应该考虑以下几点：

（1）骨盆定位。

（2）软组织松动。

（3）腘绳肌的主动和被动拉伸。

（4）腘绳肌的离心训练。

（5）核心稳定性。

即使最近的一项关于体外冲击波疗法的研究 [7] 显示其可能有益，但对此疗法的证据仍然有限。局部注射类固醇皮质激素的阳性结果仅略多于 20%，且症状缓解时间不超过 6 个月 [13]。如今，基于富血小板血浆（PRP）的再生疗法尚无足够的科学证据 [20]。

腘绳肌的离心训练是康复计划的重点 [21 - 26]。在进行向心训练时，要更注重离心训练的重要性。根据我们的经验，离心等速运动应协同等张运动以达到更好的效果。

我们提出一些对于保守治疗 HS 很有帮助的练习（图 8.4~ 图 8.7）。这些训练可以在保守治疗的第一部分中尽快引入，基于低速负重锻炼的基础，在患者能耐受、无不适的情况下进行 [27]。

我们发现非常有趣的、比上述练习更进一步的是采用一种基于全身振动（WBV）的锻炼（图 8.8~ 图 8.12）。有一些研究表明了 WBV 是如何改善腘绳肌延伸能力的 [28, 29]。这种作用归功于在特定频率（18~20 Hz）的振动引起的肌松效果 [30]。根据 WBV 这一方面的功能，我们建议将此康复计划 [31, 32] 引入 HS 的保守治疗。

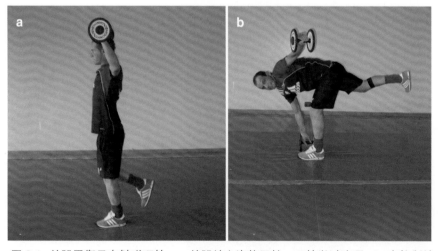

图 8.4　单腿平衡风车触碰哑铃：a.单腿站立姿势开始，哑铃举过头顶；b.有控制地进行风车运动，最后将哑铃接触地板

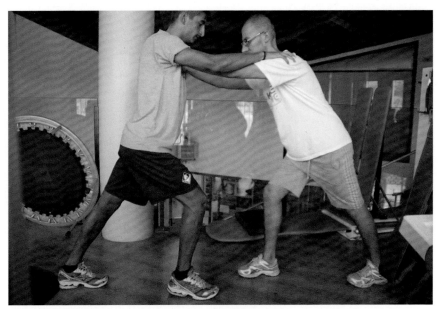

图 8.5 离心后退步。受试者对抗医生，尝试将他向后推。受伤的腿支撑于后方

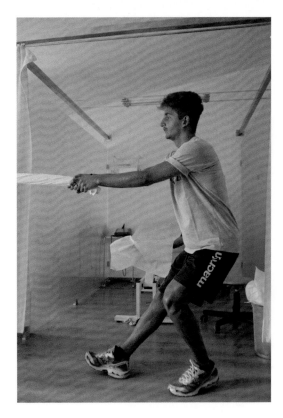

图 8.6 离心前拉。受试者对抗医生给予的前拉力量

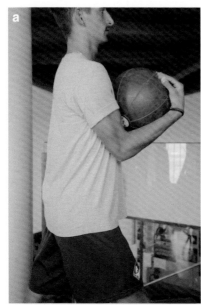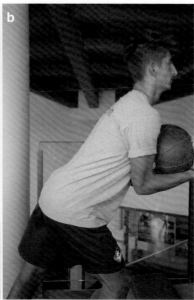

图 8.7 分离站姿练习也称为"早安"练习。a. 受试者处于分离式站姿，重心放在前面，以增加腘绳肌上的杠杆臂；b. 然后，受试者通过屈髋向前倾斜

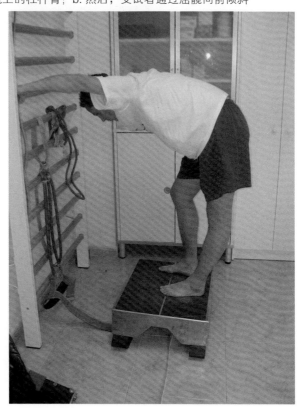

图 8.8 后动力链拉伸。受试者必须收紧髌骨，强制过伸膝关节以增加腘绳肌腱复合体的拉伸

频率：18~20 Hz

振幅：2~3 mm

加速度峰值：在 25.5 m/s² （2.6 g）和 47 m/s² （4.8 g）之间

组数：3~5

训练时间：1 min

休息时间：2 min

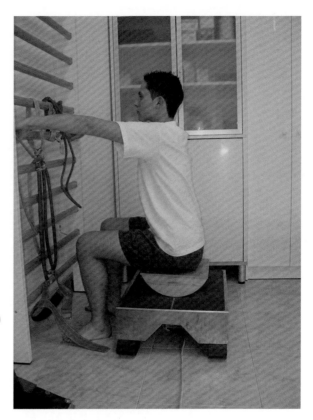

图 8.9　使用 Freeman 平台结合振动器拉伸椎旁肌。重要的是要结合充分的呼气，以拉伸椎旁肌

频率：18~20 Hz

振幅：2~3 mm

加速度峰值：在 25.5 m/s^2（2.6 g）和 47 m/s^2（4.8 g）之间

组数：3~5

训练时间：1 min

休息时间：2 min

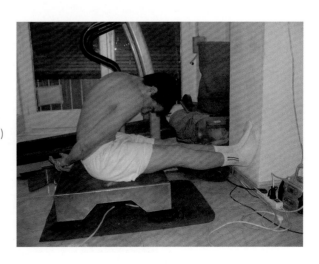

图 8.10　后链肌群拉伸运动

频率：18~20 Hz

振幅：2~3 mm

加速度峰值：在 25.5 m/s^2（2.6 g）和 47 m/s^2（4.8 g）之间

组数：3~5

训练时间：1 min

休息时间：2 min

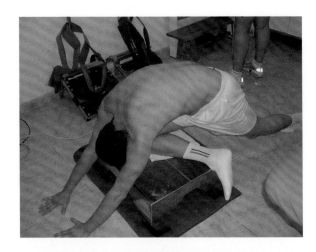

图 8.11 梨状肌和骶结节韧带
的拉伸运动

频率：18~20 Hz

振幅：2~3 mm

加速度峰值：在 25.5 m/s^2（2.6 g）
和 47 m/s^2（4.8 g）之间

组数：3~5

训练时间：1 min

休息时间：2 min

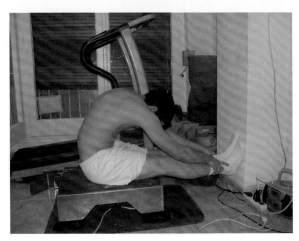

图 8.12 后动力链的长时间伸展
运动

频率：18~20 Hz

振幅：2~3 mm

加速度峰值：在 25.5 m/s^2（2.6 g）
和 47 m/s^2（4.8 g）之间

组数：3~5

训练时间：1 min

休息时间：2 min

8.5　手术治疗

通常不选择外科手术治疗。外科手术治疗仅用于保守治疗失败的情况[5, 11]。
在术前评估中，应考虑腘绳肌近端止点与坐骨神经之间的距离，因为水肿或
增厚的肌腱会压迫坐骨神经或造成这些结构间的粘连[5]。

患者俯卧位。作为手术入路，可以使用沿臀纹的横向切口或后方纵向入路。
为了识别腘绳肌的近端止点，应在识别股后皮神经后，将臀大肌的下缘向近
侧移动。此时，可以在距其起点 3~4 cm 处进行半膜肌横向切开术，股二头肌
和半腱肌保持完整。切开的肌腱固定在股二头肌上，以避免过度回缩。肌腱

缝合完成后，探查坐骨神经并松解所见的任何粘连。

术后治疗包括约使用 2 周的弹性绷带和逐渐增加负荷，直至约 2 周达到体重负荷。手术后 2 周内可游泳，4 周内可行肌肉等长锻炼和骑自行车。2 个月后即可进行跑步和更多的强化训练。至少 2 个月后才能重返运动。

手术后的康复期持续 60~90 天，随访（2~10 年）报告的结果中，77%~88% 的病例康复结果被定义为"优"或"良"。

8.6 结论

HS 诊断并非易事，因此常常会被误诊。HS 发生机制通常被解释为简单的肌腱病或间接的肌肉损伤。结果就是，治疗过程是基于误诊进行的。这导致恢复时间的延长，特别是有导致疾病转为慢性的风险。在这种情况下，仔细评估患者的病史可以帮助医生确定正确的诊断。达到明确诊断后（需在排除所有鉴别诊断之后），患者必须首先接受保守治疗。无论如何，医院和患者都应意识到保守治疗是一个漫长而复杂的过程。手术治疗仅限于任何类型的保守治疗完全失败的情况下。

注意 作者感谢 Jose Manuel Sanchez 博士（巴塞罗那中央展览馆）提供的图 8.8~图 8.12。

参考文献

［1］ Puranen J, Orava S (1988) The hamstring syndrome. A new diagnosis of gluteal sciatic pain. Am J Sports Med 16(5):517–521.

［2］ Fredericson M, Moore W, Guillet M, Beaulieu C (2005) High hamstring tendinopathy in runners: meeting the challenges of diagnosis, treatment, and rehabilitation. Phys Sportsmed 33(5):32–43.

［3］ Sherry M (2012) Examination and treatment of hamstring related injuries. Sports Health 4(2):107–114.

［4］ Askling CM, Tengvar M, Saartok T, Thorstensson A (2006) Acute first–time hamstring strains during high–speed running: a longitudinal study including clinical and magnetic resonance imaging findings. Am J Sports Med 35(2):197–206.

［5］Lempainen L, Sarimo J, Mattila K, Vaittinen S, Orava S (2009) Proximal hamstring tendinopathy: results of surgical management and histopathologic findings. Am J Sports Med 37(4):727–733.

［6］Saikku K, Vasenius J, Saar P (2010) Entrapment of the proximal sciatic nerve by the hamstring tendons. Acta Orthop Belg 76(3):321–324.

［7］Cacchio A, Rompe JD, Furia JP, Susi P, Santilli V, De Paulis F (2011) Shockwave therapy for the treatment of chronic proximal hamstring tendinopathy in professional athletes. Am J Sports Med 39(1):146–153.

［8］Agre JC (1985) Hamstring injuries. Proposed aetiological factors, prevention, and treatment. Sports Med 2(1):21–33.

［9］Hartig DE, Henderson JM (1999) Increasing hamstring flexibility decreases lower extremity overuse injuries in military basic trainees. Am J Sports Med 27(2):173–176.

［10］Clark RA (2008) Hamstring injuries: risk assessment and injury prevention. Ann Acad Med Singapore 37(4):341–346.

［11］Young IJ, van Riet RP, Bell SN (2008) Surgical release for proximal hamstring syndrome. Am J Sports Med 36(12):2372–2378.

［12］Benazzo F, Zanon MG, Indino C, Pelillo F (2013) Surgical management of chronic proximal hamstring tendinopathy in athletes: a 2 to 11 years of follow-up. J Orthopaed Traumatol 14:83–89.

［13］Zissen MH, Wallace G, Stevens KJ, Fredericson M, Beaulieu CF (2010) High hamstring tendinopathy: MRI and ultrasound imaging and therapeutic efficacy of percutaneous corticosteroid injection. AJR Am J Roentgenol 195(4):993–998.

［14］Patil S, Dixon J, White LC, Jones AP, Hui AC (2011) An electromyographic exploratory study comparing the difference in the onset of hamstring and quadriceps contraction in patients with anterior knee pain. Knee 18(5):329–332.

［15］Brandser E, El-Khoury G, Kathol M, Callaghan J, Tearse D (1995) Hamstring injuries: radiographic, conventional tomographic, CT, and MR imaging characteristics. Semin Musculoskel Radiol 197:257–262.

［16］Koulouris G, Connell D (2005) Hamstring muscle complex: an imaging review. Radiographics 25(3):571–586.

［17］Hong RJ, Hughes TH, Gentili A, Chung CB (2008) Magnetic resonance imaging of the hip. J Magn Reson Imaging 27(3):435–445.

［18］Chang GH, Paz DA, Dwek JR, Chung CB (2013) Lower extremity overuse injuries in pediatric athletes: clinical presentation, imaging findings, and treatment. Clin Imaging 37(5):836–846.

［19］Servant CT, Jones CB (1998) Displaced avulsion of the ischial apophysis: a hamstring injury requiring internal fixation. Br J Sports Med 32(3):255–257.

［20］Bisciotti GN (2013) I tendini. Biologia, patologia, aspetti clinici. Volume 1 (Anatomia ed aspetti generali). Calzetti e Mariucci Eds. Perugia.

［21］Askling C, Karlsson J, Thorstensson A (2003) Hamstring injury occurrence in elite soccer players after preseason strength training with eccentric overload. Scand J Med Sci Sports 13:244–250.

［22］Brooks J, Fuller C, Kemp S, Reddin D (2006) Incidence, risk, and prevention of hamstring muscle injuries in professional rugby union. Am J Sports Med 34:1297–1306.

［23］Gabbe BL, Branson R, Bennell KL (2006) A pilot randomized controlled trial of eccentric exercise to prevent hamstring injuries in community–level Australian football. J Sci Med Sport 9:103–109.

［24］Holcomb WR, Rubley MD, Lee HJ, Guadagnoli MA (2007) Effect of hamstring–emphasized resistance training on hamstring: quadriceps strength ratios. J Strength Cond Res 21:41–47.

［25］Arnason A, Andersen TE, Holme I et al (2008) Prevention of hamstring strains in elite soccer: an intervention study. Scand J Med Sci Sport 18(1):40–48.

［26］Small K, McNaughton L, Greig M et al (2009) Effect of timing of eccentric hamstring strengthening exercises during soccer training: implications for muscle fatigability. J Strength Cond Res 23(4):1077–1083.

［27］Comfort P, Green CM, Matthews M (2009) Training considerations after hamstring injury in athletes. Strength Cond J 31:68–74.

［28］Feland JB, Hawks M, Hopkins JT, Hunter I, Johnson AW, Eggett DL (2010) Whole body vibration as an adjunct to static stretching. Int J Sports Med 31(8):584–589.

［29］Houston MN, Hodson VE, Adams KKE, Hoch JM (2015) The effectiveness of whole-bodyvibration training in improving hamstring flexibility in physically active adults. J Sport Rehabil 24(1):77–82.

［30］Rittweger J, Mutschelknauss M, Felsenberg D (2003) Acute changes in neuromuscular excitability after exhaustive whole body vibration exercise as compared to exhaustion by squatting exercise. Clin Physiol Funct Imaging 23(2):81–86.

［31］Bisciotti GN (2005) Aspetti neurofi siologici dell'allenamento vibratorio. Sport e Medicina 2:17–29.

［32］Sanchez JM (2006) Personal communications.

第九章　鹅足肌腱病

S. Lupo，Gian Nicola Bisciotti　编

郑佳鹏　译

　　摘要　鹅足肌腱病可累及缝匠肌、股薄肌和半腱肌在胫骨前的附着区。超重、生物力学负担过重和姿势不当等都可能导致这种病理改变。事实上，这些因素会导致肌腱在附着点周围和滑囊引起过度摩擦，这可能会导致这些肌腱负荷过重，从而导致炎症。这种疾病主要发于长跑运动员、年轻运动员（因为他们过早地开始运动训练），特别是女性人群。症状表现为膝前内下区域（鹅足区域）强烈的疼痛和烧灼感。大多数情况下，肌腱病变是由持续的机械应力和反复微创伤引起的。治疗包括休息和适当的物理治疗。

9.1　简介

　　鹅足由缝匠肌、股薄肌和半腱肌的腱性部分构成（图 9.1）。鹅足这个相对奇怪的名字是因为附着在胫骨内侧的三块肌肉形成了鹅爪的形状而得名。鹅足是膝关节重建术中一种重要的组织结构，事实上鹅足肌腱是膝关节韧带重建术中常用的自体移植物[1, 2]。尸体研究表明，缝匠肌筋膜表浅地附着在浅筋膜层；股薄肌和半腱肌位于胫骨内侧浅筋膜层的深层[3]。鹅足与胫骨前内侧之间有一滑囊，即鹅足滑囊。一些研究[1]报道，在股薄肌肌腱和半腱肌肌腱中存在有腱性分束。鹅足是膝关节的主要屈肌和内旋肌[4]。特别是缝匠肌可屈膝、外展和外旋大腿，在膝关节弯曲位置时弯曲和内旋小腿（图 9.2）。半腱肌可弯曲并内旋小腿（在屈膝位置），伸展并外展大腿（图 9.3）。股薄肌可内收并弯曲大腿，弯曲并内旋小腿（图 9.4）。

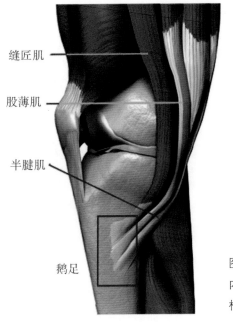

图 9.1 缝匠肌、股薄肌和半腱肌在膝前内侧附着于胫骨形成了一个类似鹅爪的结构（以鹅足命名）

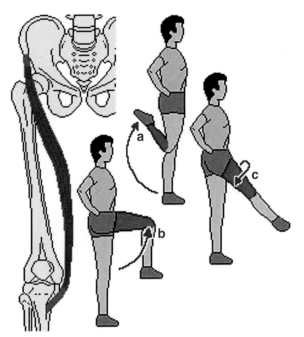

图 9.2 缝匠肌屈曲（a）、外展（b）和外旋大腿（c），在屈膝位置弯曲和内旋小腿

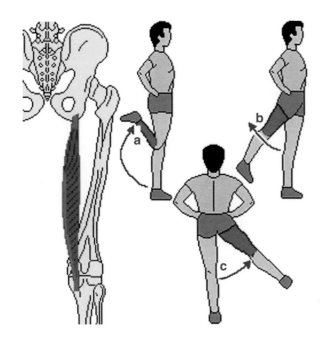

图 9.3 半腱肌弯曲（a）并内旋小腿（b）（屈膝位置），伸展和外展大腿（c）

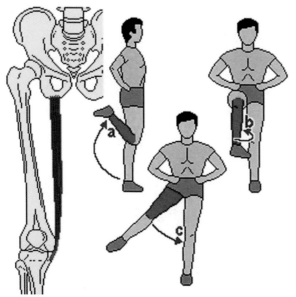

图 9.4 股薄肌内收并弯曲大腿，弯曲并内旋小腿

9.2 鹅足肌腱病的发病机制

关于鹅足肌腱病可以找到的第一个文献可以追溯到 1937 年莫斯科维茨（Moschcowitz）[5] 描述的女性人群膝前内侧疼痛。这篇文献观察到的患者主诉下楼或上楼时疼痛，从椅子上站起来时疼痛，屈膝困难。鹅足肌腱病是一种退行性疾病，主要发生于肌腱的附着处，它往往与鹅足滑囊炎有关。发病因素包括内在因素和外在因素。在内在因素之中，我们可以确认的有超重、膝关节结构力线不良（特别是膝外翻、扁平足）、姿势改变（特别是骨盆倾斜）。所有这些情况都可能导致鹅足肌腱附着处的过度摩擦 [6, 7]。糖尿病也被认为是易感因素 [8]。类风湿性关节炎和骨关节炎患者中有大量的鹅足慢性滑囊炎病例 [6, 9, 10]。内在因素还包括大腿后群肌萎缩、外生骨疣、髌上皱襞刺激、内侧半月板损伤和感染 [11]。外在因素主要表现为过度使用或创伤，这在运动中经常发生 [7]。这种病理主要发生在长跑运动员或年轻运动员身上，可能是因为他们过早地开始运动训练 [12]。女性似乎更容易患鹅足疾病。女性这种更高的发病倾向可能是因为女性骨盆更宽，导致膝关节 Q 角更大，从而导致鹅足附着区域的压力更大 [13-15]。实际上，鹅足滑囊炎在患有膝关节骨关节炎的超重女性中更为常见 [13-15]。在文献中，我们可以找到多个基于不同成像方式的研究，重点是确定受影响的患者是仅患有肌腱病变、鹅足滑囊炎，或两者兼有 [16-18]。实际上，关于可能导致这种病理变化的结构缺陷的解剖学研究还不多。由于这个原因，在文献中缺乏共识，存在一些争议，导致一些作者提出了这个特定条件下的术语"鹅足综合征" [9]。据我们所知，直到今天，还没有一项基于确定这些患者是否真的患有肌腱炎或滑囊炎或两者兼有的前瞻性研究。

9.3 临床评估

通常症状在生物力学过度使用后出现，伴有疼痛和烧灼感，出现在膝关节内侧下方，鹅足肌腱附着处。症状也可能在每天上下楼梯时特别明显，或者有时在患者坐了很长一段时间后，站起来时疼痛明显。很少在鹅足区域出现水肿，除非是同时合并有鹅足滑囊炎。炎性疼痛甚至在休息时也持续存在；

有时在夜间出现灼热感，阻碍患者入睡[9]。患者的病史通常与关节退行性疾病的征象有关，对临床诊断有很大帮助。患者主诉久坐时膝关节内侧疼痛，特别是体重超重时。运动员的病史往往与超负荷运动有关。临床评估是基于对受影响区域的深度触诊；同样重要的是要注意，30% 的无症状人群中在深度触诊膝关节内侧区域时也会感到疼痛[7]。鉴别诊断包括内侧半月板病变、第 3~4 腰神经根病变、内侧副韧带病变、筋膜炎、髌上滑囊炎、髌前滑囊炎、滑膜骨软骨瘤病、恶性肿瘤（纤维组织细胞瘤、脂肪肉瘤和滑膜肉瘤）、腘静脉曲张、腘动脉瘤等；还有外科手术的感染性并发症、影响胫骨平台内侧的骨坏死、髌股综合征、髌骨软骨软化症、复发性髌骨半脱位或直接外伤。通常，鹅足区的疼痛是纤维肌痛综合征的一部分[19]。另一个需要考虑的鉴别诊断是半膜肌滑囊炎（SB）。半膜肌滑囊炎又称半膜肌内侧副韧带滑囊炎，是位于内侧副韧带浅层和深层，并累及半膜肌腱前上缘的滑囊的炎症病变[20]。同样，我们也必须考虑与髂胫束滑囊炎（IB）进行鉴别诊断。髂胫束滑囊位于髂胫束远端（靠近其在 Gerdy 结节的附着处）和邻近胫骨表面之间。髂胫束滑囊炎是髂胫束滑囊的炎症表现，可能与髂胫束肌腱炎有关，通常由过度负荷和内翻应力所致[21]。

9.4 影像学检查

此外，也可以通过影像检查证实临床诊断。在临床诊断为鹅足综合征的患者中，使用影像学检查评估鹅足肌腱附着处和相应鹅足滑囊的形态学特征的研究相对较少[6, 16, 17, 22-25]。这些研究基本上表明，只有少数临床诊断为鹅足综合征的患者有两者都出现的解剖超声改变。由于超声可能无法检测到鹅足肌腱病和（或）鹅足滑囊炎引起的异常，MRI 可能是一种重要的检查方法。目前的文献显示，在任何情况下，超声、CT 和 MRI 的发现通常不是通过对解剖结构的识别来——对应鹅足腱鞘炎和（或）鹅足滑囊炎的症状。图 9.5 为鹅足超声的正常解剖图像。

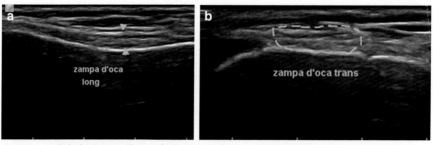

图 9.5 正常解剖条件下鹅足的超声纵向检查（a）和轴向检查（b）

9.5 保守治疗

治疗开始时要休息一段时间，并停止可能有危险的日常活动。在超重的人群中，减肥非常重要。初期治疗应包括休息和冷敷治疗。强烈建议夜间睡觉时在大腿之间使用枕头。物理治疗在鹅足肌腱病和鹅足滑囊炎的治疗中具有重要作用。文献报道，超声波在减轻炎症过程中是有效的[26]。强烈建议拉伸股薄肌、半膜肌和半腱肌。事实上，通过系统的被动和主动拉伸获得的柔韧性改善可以促进鹅足滑囊张力的明显降低[27]。保守治疗还包括使用风扇。另一种可能的选择是在证实的鹅足滑囊炎病例中封闭注射。一些作者建议使用20~40 mg的甲泼尼龙[26, 28, 29]，20~40 mg的曲安奈德，或6 mg的倍他米松[30]。在任何情况下，封闭注射不得超过1年3次以上；而且间隔时间应大于1个月。值得注意的是，初次封闭注射无效的患者很少对反复封闭注射有反应。一些研究已经证明，在精心挑选的患者中进行皮质类固醇封闭是一个有效的选择[9, 31, 32]。然而，值得注意的是，可的松注射并非没有风险，可能会出现皮下组织萎缩、皮肤脱色和肌腱断裂[30, 33]。

9.6 外科治疗

外科治疗罕见，仅在保守治疗失败后才考虑外科治疗。对于鹅足滑囊炎的病例，可皮肤切开，然后引流扩张的囊液；通常这种简单的手术可以改善症状[9, 26, 28, 34]。

在外生骨疣的病例中，手术包括滑囊和任何骨疣的切除[34]。在文献中，我们可以找到需要切除滑囊的病例的详细描述[11]。如果有重要的肌腱病变与鹅足滑囊炎相关，可以考虑关节镜下清理[35]。

9.7 结论

许多膝关节内侧间室疼痛的患者被诊断为鹅足肌腱病、鹅足滑囊炎或两者兼有。然而，这些诊断仅仅基于解剖部位是否有触诊疼痛，当患者接受影像学检查时，这些检查并不能证实临床诊断。实际上，尤其是在某些患者（即超重的女性患者）中，内侧间室脂肪组织的脂膜炎可与鹅足肌腱病或鹅足滑囊炎混淆。相反，在骨关节病的情况下，要注意，鹅足肌腱病和鹅足滑囊炎必须被视为继发性或相关的病理改变，这一点非常重要。因此，很可能只有运动员才有真正的鹅足肌腱病和鹅足滑囊炎（即可被视为主要病理学改变）。

参考文献

[1] Candal-Couto JJ, Deehan DJ (2003) The accessory bands of Gracilis and Semitendinosus: an anatomical study. Knee 10:325–328. 2.

[2] Mochizuki T, Akita K, Muneta T, Sato T (2004) Pes anserinus: layered supportive structure on the medial side of the knee. Clin Anat 17:50–54.

[3] LaPrade RF, Engebretsen AH, Ly TV, Johansen S, Wentorf FA, Engebretsen L (2007) The anatomy of the medial part of the knee. J Bone Joint Surg Am 89:2000–2010.

[4] Lee JH, Kim KJ, Jeong YG, Lee NS, Han SY, Lee CG, Kim KY, Han SH (2014) Pes anserinus and anserine bursa: anatomical study. Anat Cell Biol 47(2):127–131.

[5] Moschcowitz E (1937) Bursitis of sartorius bursa: an undescribed malady simulating chronic arthritis. JAMA 109:1362–1366.

[6] Rennie WJ, Saifuddin A (2005) Pes anserine bursitis: incidence in symptomatic knees and clinical presentation. Skeletal Radiol 34:395–398.

[7] Helfenstein M Jr, Kuromoto J (2010) Anserine syndrome. Rev Bras Reumatol 50(3):313–327.

[8] Cohen SE, Mahul O, Meir R (1997) Anserine bursitis and non-insulin dependent diabetes mel-litus. J Rheumatol 24:2162–2165.

[9] Larsson LG, Baum J (1986) The syndromes of bursitis. Bull Rheum Dis 36:1–8.

[10] Larsson LG, Baum J (1985) The syndrome of anserine bursitis: an overlooked diagnosis. Arthritis Rheum 28:1062–1065.

[11] Huang TW, Wang CJ, Huang SC (2003) Polyethylene-induced pes anserinus bursitis mimicking and infected total knee arthroplasty. J Arthroplasty 18:383–386.

[12] Hall R, Barber Foss K, Hewett TE, Myer GD (2015) Sports specialization is associated with an increased risk of developing anterior knee pain in adolescent female athletes. J Sport Rehabil 24:31–35.

[13] Handy JR (1997) Anserine bursitis: a brief review. South Med J 90:376–377.

[14] Gnanadesigan N, Smith RL (2003) Knee pain: osteoarthritis or anserine bursitis? J Am Med Dir Assoc 4:164–166.

[15] Nemegyei A, Jose MD, Canoso JJ (2004) Evidence-based soft tissue rheumatology IV: anserine bursitis. J Clin Rheumatol 10:205–206.

[16] Uson J, Aguado P, Bernad M, Mayordomo L, Naredo E, Balsa A et al (2000) Pes anserinus tendino-bursitis: what are we talking about? Scand J Rheumatol 29:184–186.

[17] Hill CL, Gale DR, Chasson CE (2003) Periarticular lesions detected on magnetic resonance imaging: prevalence in knees with and without symptoms. Arthr Rheum 48:2836–2844.

[18] Unlu Z, Ozmen B, Taethan S, Boyvoda S, Goktan C (2003) Ultrasonographic evaluation of pes anserinus tendino-bursitis in patients with type 2 diabetes mellitus. J Rheumatol 30:352–354. 21.

[19] Genç H, Saracoğlu M, Duyur B, Erdem HR (2003) The role of tendinitis in fibromyalgia syndrome. Yonsei Med J 44(4):619–622.

[20] Demeyere N, De Maeseneer M, Van Roy P, Osteaux M, Shahabpour M (2003) Imaging of semimembranosus bursitis: MR findings in three patients and anatomical study. JBR–BTR 86(6):332–334.

[21] Hariri S, Savidge ET, Reinold MM, Zachazewski J, Gill TJ (2009) Treatment of recalcitrant iliotibial band friction syndrome with open iliotibial band bursectomy: indications, technique, and clinical outcomes. Am J Sports Med 37(7):1417–1424.

[22] Hall FM, Joffe N (1988) CT imaging of the anserine bursa. Am J Roentgenol 150:1107–1108.

[23] Forbes JR, Helms CA, Janzen DL (1995) Acute pes anserine bursitis: MR imaging. Radiology 194:525–527. 24.

[24] Muchnick J, Sundaram M (1997) Radiologic case study. Orthopedics 20:1092–1094. 25.

[25] Koh WL, Kwek JW, Quek ST, Peh WCG (2002) Clinics in diagnostic imaging. Singapore Med

J 43:485－491. 26.

[26] Brookler MI, Mongan ES (1973) Anserine bursitis: a treatable cause of knee pain in patients with degenerative arthritis. Calif Med 119:8－10.

[27] Helfenstein M Jr, Kuromoto J (2010) Anserine syndrome. Bras J Rheumatol 50(3):313－327.

[28] Abeles M (1983) Osteoarthritis of the knee: anserine bursitis as an extraarticular cause of pain. Clin Res 31:4471－4476.

[29] O'Donoghue DH (1987) Injuries of the knee. In: O'Donoghue DH (ed) Treatment of injuries to athletes, 4th edn. W.B. Saunders, Philadelphia, pp 470－471.

[30] Glencross PM, Little JP (2009) Pes anserine bursitis. eMedicine Journal. http://emedicine. medscape.com/article/308694–treatment. Atualizado em 10 setembro 2009.

[31] Calvo–Alén J, Rua–Figueroa I, Erausquin C (1993) Tratamiento de las bursitis anserina: infiltración local com corticoides frente a AINE: estudo prospectivo. Rev Esp Reumatol 20:13－15. 39.

[32] Kang I (2000) Anserine bursitis in patients with osteoarthritis of the knee. South Med J 93:207－209.

[33] Saunders S, Cameron G (1997) Injection techniques in orthopedic and sports medicine, 1st edn. W.B. Saunders, Philadelphia, pp 8－9.

[34] Zeiss J, Coombs R, Booth R, Saddemi S (1993) Chronic bursitis presenting as a mass in the pes anserine bursa: MR diagnosis. J Comput Assist Tomogr 17:137－141.

[35] Yan C, Chen B, Shao D, Kang H, Liu H, Wang S, Li J (2009) Treatment of Pes anserinus bursitis with debridement under arthroscopy. Zhongguo Xiu Fu Chong Jian Wai Ke Za Zhi 23(9):1045－1048.

第十章　跟腱病

Nicola Maffulli, Alessio Giai Via, Francesco Oliva　编

王卫明　向先祥　译

　　摘要　跟腱病（AT）是一种常见的致残性疾病，有一定的经济和社会相关性，AT 的病因和发病机制仍不清楚。跟腱内血管增生、腓肠肌 – 比目鱼肌功能失调、年龄、性别、体重和身高、高弓足、外踝不稳定是常见的危险因素。目前，腱内退行性变被认为是引起跟腱病变和产生症状的原因。虽然 AT 已经得到了广泛的研究，但目前仍缺乏科学有效的研究以提供最优的治疗方案，由于 AT 的治疗缺乏循证医学的支持，患者可能处于长期带病状态的风险，且临床结果难以预测。大多数患者采取保守治疗有一定的效果。离心运动和冲击波治疗对患病的运动员和办公室人员具有良好的效果，并且没有副作用。但是，约 20%~45% 的患者保守治疗无效，需要手术治疗，而微创手术和开放手术疗效接近。

10.1　简介

　　AT 是一种以疼痛、肿胀、活动受限，以及腱内和腱周病变为特征的疾病。慢性 AT 的症状持续时间常超过 6 个月 [1]。在过去的 30 年里，由于体育运动的大量开展，AT 发病率有所上升。顶级跑步者 AT 的发病率达 7%~9%。据研究报道，与年龄相仿的对照组相比，跑步者跟腱损伤的发生率是对照组的 10 倍 [2]。参加球拍类运动、田径、排球和足球的个人也易患 AT。但是，AT 并不是运动员的职业病，因为有 30% 的患者其生活方式为久坐 [3]。

10.2　AT 的发病机制

　　AT 的发病机制尚不清楚，目前认为是多因素包括外部和内部因素相互作用的过程 [1]。外部因素包括训练频率和持续时间的增加、训练方式的改变、技术的不足、受伤史、鞋子，以及环境因素如在坚硬的、光滑的或倾斜的表面上训练，这些因素都可能使运动员患 AT [4]。然而，一项回顾性研究表明，AT 不一定与体力活动水平相关 [5]。氟喹诺酮类抗生素和皮质类固醇被认为是肌腱病变和跟腱撕裂的危险因素。环丙沙星可增强白介素 –1b 介导的 MMP3 释放，抑制细胞增殖，和皮质类固醇一样，降低胶原和基质合成 [6]。

内在因素包括下肢解剖、生物力学、既往损伤、性别、年龄、代谢紊乱和全身性疾病。2/3 患 AT 的运动员，其主要病因是下肢力线不良和生物力学失衡，下肢力线不良和过度内翻导致的跟腱异常增加的张力及足内翻都与 AT 的发生率增加有关 [7]。

女性肌腱病的发生率低于男性，研究认为雌激素水平可能在维持肌腱内环境稳态 [6] 中起重要作用。女性在绝经前患肌腱病的风险低于男性，但在绝经后，其发病风险有所增加 [8]。绝经后雌激素缺乏可使胶原含量下降、肌腱弹性降低。一项动物研究显示，与对照组相比，雌激素缺乏的大鼠跟腱愈合较差 [9]。Cook 等报道，使用激素替代疗法的女性跟腱健康状况优于对照组 [10]。然而，雌激素对肌腱细胞的作用机制尚不清楚。最近的一项体外研究表明，衰老和雌激素缺乏会削弱腱细胞的增殖和生物合成 [11]。与年轻对照组相比，去卵巢和老年大鼠的肌腱细胞增殖率明显降低，Ⅰ 型胶原合成减少，MMPs 表达升高，明显反映衰老和雌激素水平可能影响肌腱的代谢和愈合。

结缔组织老化与组织功能受损、损伤易感性增加和愈合能力降低有关。一方面，是随着年龄增加和慢性疾病尤其是糖尿病导致胶原交联的晚期糖基化终产物（AGE）不断积累 [12]。蛋白质糖化是一种自发反应，取决于高血糖的程度和持续时间、蛋白质的半衰期和组织对葡萄糖的通透性。糖化蛋白可以发生进一步的反应，产生具有半焦化结构的 AGE。AGE 是一种复杂的混合分子，会引起蛋白质交联，进一步改变胶原纤维的物理特性，并可能影响肌腱的性能 [13]。近年来，有学者通过大鼠模型研究了 AGE 对肌腱胶原纤维力学性能的影响 [14]，AGE 的形成将改变肌腱对负荷的反应方式，尤其是显著减少胶原纤维的滑动。另一方面，肌腱试图通过增加胶原纤维的拉伸来弥补这种功能的损失，这可能对日常活动中胶原纤维的损伤有潜在的重要影响，组织强度似乎没有受到明显的影响。因此，老年和糖尿病患者的肌腱生理负荷可能与纤维的"过度拉伸"相关，从而加速损伤的积累。

20 世纪 20 年代后期即有学者认为甲状腺疾病和关节疼痛之间具有联系[15]，但是没有进行系统的研究。甲状腺激素（TH）在许多组织的发育和代谢中起着至关重要的作用，而甲状腺素（T_4）对胶原合成和细胞外基质（ECM）代谢具有重要意义。最近的一项研究表明，TH 核受体存在于腱细胞上，并且在体外研究中，TH 具有促进从肌腱分离的健康腱细胞的生长和抗细胞凋亡作用，且呈现出剂量 – 时间依赖关系[16]，这可能是甲状腺功能减退症患者肌腱撕裂发生率较高的原因[17]。

肥胖患者肌腱病变的病理生理机制尚不清楚，但有研究表明，肥胖可能影响肌腱的健康，降低其愈合能力[18]。许多学者认为，肥胖是肌腱损伤[19]的一个危险因素。解剖学研究表明，与对照组相比，肥胖患者的跟腱明显更厚[20]，并且超声检查显示，肥胖患者跟腱低回声区比正常人群厚[21]。在动物实验中观察到组织学变化。脂滴在细胞外基质中积累[22]，透射电镜观察到肥胖动物肌腱 ECM 中胶原纤维排列紊乱[23]。有研究发现，低水平的糖胺聚糖（软骨素和硫酸皮肤素），在 ECM 和胶原纤维形成的调节中发挥重要作用，它们可能是导致胶原纤维沉积和排列紊乱的原因[24]。最后，肥胖往往与其他疾病如糖尿病和胰岛素抵抗相关，这些疾病在肌腱病理过程中具有一定作用。

目前，许多研究强调 ECM 对结缔组织稳态的重要性，其生理和病理改变是与肌腱病和肌腱断裂有关的最重要的内在因素[25]。基质金属蛋白酶（MMPs）[26]，如 MMP-1、MMP-2、MMP-3[27] 介导正常肌腱 ECM 的转变，使 Ⅰ 型胶原变性。肌腱断裂后表现为 MMP-1 活性升高，而 MMP-2 和 MMP-3 活性降低[28]。MMP-1 活性的升高和 Ⅰ 型胶原网络的降解是肌腱变弱的潜在原因，它可能导致肌腱变性甚至断裂。这些发现反映了正常基质重塑过程的终止。

转谷氨酰胺酶（TG）也参与了硬组织发育、基质成熟和矿化的形成[29]。在哺乳动物中发现了 9 种不同的 TG。TG2 也称组织转谷氨酰胺酶，广泛分布于许多结缔组织中，涉及器官形成、组织修复和组织稳定。动物模型显示，TG2 蛋白在冈上肌肌腱炎中的表达降低[30]。正常情况下，由于 TG 具有机械或交联功能，在维持肌腱结构完整性方面具有重要作用，TG2 的下降可能意味着肌腱修复能力的耗尽。

10.3 AT 为什么疼痛？

虽然对其发病机制的研究目前取得了重大进展，但 AT 相关的疼痛原因并未完全清楚。腱内变性被认为是引起疼痛的原因。然而，腱内变性本身常无明显症状，这就是为什么跟腱断裂以前通常无明显症状的原因——组织病理改变不能成为疼痛的唯一原因。最近的研究发现，外周和中枢性疼痛处理通路是人类肌腱病变发病机制中疼痛的一个重要因素，而周围神经表型的改变可能是疼痛的主要来源[31]。外周神经表型是指外周神经系统的特异性特征，包括周围神经、神经元介质和受体。

健康的肌腱相对无神经支配。病变跟腱和腱周的神经供应来自附着的肌肉神经和皮神经的分支，特别是腓肠神经[32]，但神经供应并不丰富[33]。实际上，伴随腱周从副腱进入肌腱的新生血管的形成，慢性疼痛的肌腱表现为新神经纤维的生长[33]。阿尔弗雷德松（Alfredson）等人发现，与对照组相比，AT 的神经生长增加[34]。作者发现，在患有肌腱病并表现为疼痛的患者，强有力的证据表明谷氨酰胺酶系统表达上调，而周围神经表型的变化与疼痛的变化有关，尽管这一证据较弱，但仍然具有启发性。谷氨酸是一种关键的参与疼痛传递的代谢物和神经递质，谷氨酸 NMDAR1 受体经常出现在发生形态改变的肌腱组织和周围结缔组织中[35]。有证据表明，P/CGRP 系统的表达上调与动物模型和人类疾病中疼痛感受增加有关[31]。P 物质还与血管舒张有关，并刺激成纤维细胞的增殖[36]，可能导致 AT 的形态改变。

10.4 AT 的临床表现

临床病史和查体是诊断该疾病的基础。详细的病史有助于确定疾病发生的时间和可能的致病因素。主要症状是疼痛，通常位于肌腱止点近端 2~6 cm 处[33]。发病初期，疼痛发生在训练的开始和结束后的一小段时间，训练期间不适感减轻。跑步者通常在训练开始和结束时主诉疼痛，在训练中期无痛[37]，但随着病理过程的进展，疼痛可能伴随整个训练过程。在严重的情况下，它可能会干扰日常活动。有报道，症状的严重程度和晨僵之间具有明显的相关性[38]。

查体时，双下肢均应显露，在站立及俯卧位下检查。下肢检查应观察是否有力线不良、畸形、肌肉萎缩和瘢痕。触诊跟腱韧度、局部皮温是否升高、肌腱是否增厚和是否有捻发音（图 10.1）。

平片可用于诊断相关的骨骼畸形或钙化性肌腱炎[39]。虽然超声检查对操

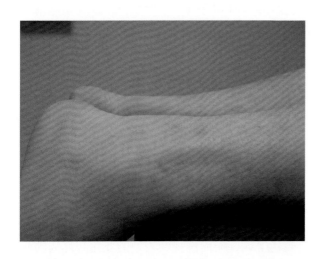

图 10.1　右侧 AT

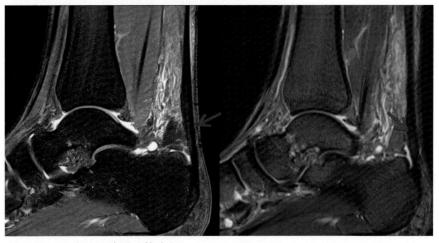

图 10.2　AT 的 MRI 表现（箭头）

作者的依赖性较强，但与组织病理学检查结果相关性较好，是一种有效的影像学检查方法[40]。MRI 能提供更多的关于肌腱内部形态和周围结构的信息（图 10.2），在评估 AT 的不同阶段和鉴别腱周病变和肌腱病变方面很有意义。黏液样变性在 MRI 上表现为 T1 和 T2 加权像上的高信号区[41]，而跟腱增厚在 MRI 和超声检查中都容易被发现。

10.5　AT 的预防

由于 AT 的治疗缺乏循证支持，患者常处于长期患病的风险中，临床结局难以预测，康复程序和治疗时间漫长。由于这些原因，以预防为目的的锻炼计划显得很重要。然而，尽管已经制订出来各种预防干预措施，其有效性仍不清楚。最近一项系统的文献综述试图寻找预防性功能锻炼预防 AT 的依据[42]，跟腱拉伸运动是一种被广泛接受的预防运动损伤和肌腱病变的方法。然而，没有证据表明拉伸运动本身有积极的作用[42-44]。但是，当拉伸运动与其他运动一起使用时，肌腱病的发病率明显下降。克雷默（Kraemer）和克诺布洛赫（Knobloch）发现，包括足球专项平衡训练在内的项目可以显著降低髌骨疾病和 AT[45] 的发病率。他们还发现了平衡训练时间与损伤发生率之间的时间效应关系。

除了跟腱拉伸和运动干预，矫形鞋之类的功能鞋也可用于预防和治疗下肢肌腱疾病。目前有 3 篇关于矫形鞋使用的文章[46-48]，但只有豪斯（House）及同事发现在军人中使用减震鞋垫对 AT 发病率有统计学差异[49]。

库克（Cook）等人研究了活动水平和激素水平对绝经后妇女无症状 AT 跟腱结构的影响。他们发现，活动水平高的绝经后妇女更容易出现跟腱异常和跟腱增厚，而激素替代疗法似乎可以降低绝经后妇女发生跟腱结构性改变的风险。

10.6　AT 的保守治疗

保守治疗方法有物理治疗、休息、训练调整，使用夹板、运动肌贴，冷冻治疗、电疗、冲击波治疗、热疗、药物如 NSAID 和各种腱周注射等。通过随机对照试验研究对包括 NSAID、离心训练、甘油三硝酸酯贴剂、电疗（微电流和微波）、硬化注射剂和冲击波治疗等治疗方法进行了探索[49]。

20 多年前，斯塔尼升（Stanish）等人在肌腱病治疗中首次提出了离心训练[50]方法。离心运动的概念是基于肌腱单位的结构适应性。然而，对于离心加载效率的机制还知之甚少。一种可能加强肌腱愈合的机制是力学调整[51]。机械转导是细胞将机械刺激转化为生化信号的过程。肌腱通过调整其代谢、结构和机械性能来响应机械力[52]。阿尔弗雷德松（Alfredson）等人报道，离心训练干预后彩色多普勒超声[53]显示新生血管减少。一些研究报道了离心训练的短期及长期效果优于对照组[53-55]。60%~90% 的患者满意度明显提高，疼痛感明显减轻[56]（图 10.3）。

冲击波疗法（SWT）被广泛用于肌腱疾病的治疗。临床上有两种不同类型的冲击波治疗，体外冲击波治疗（ESWT）和放射冲击波治疗（RSWT）或放射脉冲治疗（RPT）。ESWT 集中在 2~8 mm 直径的小焦点区域。冲击波的

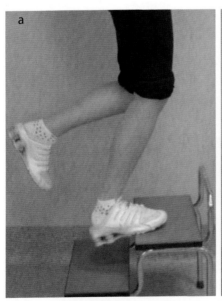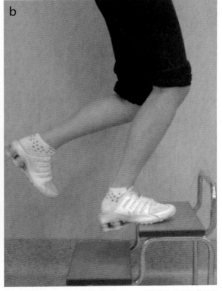

图 10.3 a. 膝关节伸直时进行离心训练，最大限度地激活腓肠肌；b. 膝关节屈曲时进行离心训练，最大限度地激活比目鱼肌。请注意，在临床实践中，只需进行膝关节伸直时离心训练

聚焦需要超声引导，并且每个周期都要重新聚焦。RSWT 不需要聚焦，一旦定位，需要治疗的部位位于放射冲击波传播区域内，不需要周期性地重新聚焦。缺点是它们对组织没有穿透作用，只作用于表面。洛雷尔（Lohrer）等报道，接受 RSWT 治疗的 AT 患者疼痛明显减轻、功能改善[57]。

在一项 39 名患者的小型随机对照试验中，皮尔斯（Peers）报道，12 周随访时达 77% 的治愈率[58]。龙佩（Rompe）等人的一项随机对照试验比较了3 种[41]治疗方案的有效性。第一组采用离心负荷训练，第二组采用重复低能SWT，第三组采用"空白对照"。在第 4 个月随访时，第一组和第二组的临床结果无明显差异，但明显优于第三组。最近的一项系统综述[59]发现有证据表明高能 ESWT 在 AT 治疗中期有益[60]，而低剂量 ESWT 则没有好处[61]。

10.7　微创治疗

虽然开放式手术可以取得良好的临床效果，但伤口并发症较多。微创技术降低了感染和伤口裂开的风险，而且花费低，技术简单。这些技术的基本原理是破坏新生血管和伴随的造成大多数患者疼痛的神经。它们还可以与其他微创手术相结合以达到更好的临床效果，为慢性 AT 的治疗提供了巨大的治疗潜力。

10.7.1　大剂量注射

影像引导下大剂量注射（HVIGI）是针对腱周生长到跟腱的神经血管束的。将生理盐水、皮质类固醇和局部麻醉药等物质注射到肌腱及其周围[62,63]。在超声引导下进行注射，以避免注射至腱内。局部注射的患者可以即刻行走，但在 72 小时内不要进行高强度活动。72 小时之后，指导他们重新开始每日两次的离心负荷理疗，直到他们停止运动生涯。该技术在短期随访中取得了良好的效果[64]。一项随机对照试验显示，富血小板血浆局部注射并没有显示出治疗 AT 的预期效果[65]。

10.7.2　微创跟腱分离

患者俯卧位，于跟腱内侧和外侧做 4 个长为 5 mm 的皮肤切口，切口分别位于跟腱近端及跟腱远端 1 cm。将一只蚊钳插入近端切口，松解跟腱与周围粘连组织。1 号无针爱惜邦（Ethicon, Somerville, NJ）缝线穿过跟腱近端 2 个切口（图 10.4）。缝线穿过跟腱前方从远端切口引出，将缝线滑向肌腱的前方（图 10.5），使跟腱从 Kager 三角中的脂肪中分离出来（图 10.6）。

如有必要，使用 11 号刀片，平行于跟腱纤维进行纵向经皮跟腱切开术。

术后允许患肢完全负重，2 周后患者开始物理治疗，重点为本体感觉，踝关节跖屈、内翻、外翻运动。

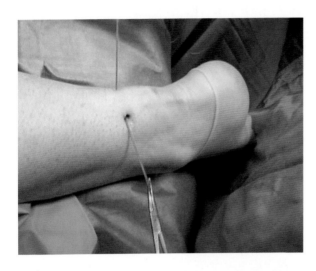

图 10.4　通过跟腱近端 2 个切口引入缝线

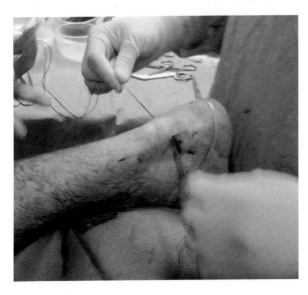

图 10.5　缝线轻柔滑到跟腱前方

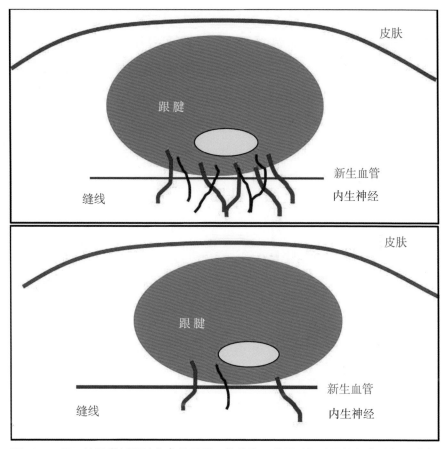

图 10.6　显示的是微创跟腱分离的原理。缝线的目的是破坏腱周组织中引起跟腱疼痛的新生血管和神经

10.7.3　经皮跟腱纵向切开术

经皮跟腱纵向切开术可在无腱周组织受累及腱内病变小于 2.5 cm 时使用。该手术可在超声引导下进行[66]。患者俯卧在手术台上，不需要止血带。准确触诊跟腱，并标记出肿胀最明显和（或）柔韧区域，并以超声再次确定病变范围。10~15 mL 1% 利多卡因行皮肤和皮下组织局部浸润麻醉。11 号手术刀片平行于跟腱纤维长轴朝向远端刺入标记的跟腱病变区中心，刺入深度为跟腱的厚度（图 10.6）。保持刀片位置不变，背伸踝关节，然后将刀片退至跟腱表面，刀片矢状面倾斜 45°，沿原切口将刀片刺入内侧（图 10.7）。保持

刀片不动，被动跖屈踝关节。重复上述步骤，将刀片向外侧倾斜，与原来切口成 45° 角，通过原来的跟腱切开处向外侧插入刀片。保持刀片不动，被动跖屈踝关节。然后将刀片退回到跟腱的后表面，反向 180°，刀片朝向头端重复整个过程，小心地使踝关节背伸。前期尸体研究表明，平均长约 2.8 cm 的跟腱切开术是通过跟腱体部的刺伤来实现的[63]。

这样的患者通过日间手术即可完成。鼓励患者早期开始踝关节的背伸及跖屈活动。术后第二天，允许患者挂双拐适度负重行走。4 周后，在理疗指导下开始骑静态自行车和等距、向心和离心训练强化小腿肌肉。从第二周开始鼓励游泳和水中行走。术后 4~6 周开始慢跑，逐渐增加慢跑距离。

我们对单侧 AT 保守治疗无效的运动员进行超声引导下经皮跟腱纵向切开术，优良率达 63%，并且未出现明显的并发症[67]。

10.7.4 开放手术

采用局部麻醉或全身麻醉，患者俯卧位，脚踝游离于手术台。患肢上止血带。切口位于跟腱内侧，避免损伤腓肠神经和小隐静脉。切缘皮肤需要小心保护，避免出现切口不愈合等严重并发症。对腱膜分支进行分离。同时存在腱周病变的患者，应切除瘢痕和增厚的组织。沿腱纤维束方向锐性切开跟腱，病变组织通常外观无光泽，并且由于经常含有杂乱的纤维束，呈"蟹肉样"外观（图 10.7）。这样的组织要锐性切除，残留的缺口可以通过边边缝合来修复，但是我们一般不缝合。

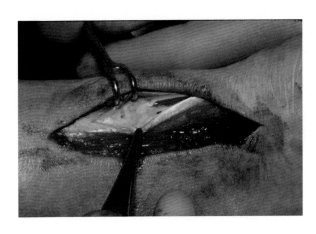

图 10.7　开放手术切除退变跟腱组织

如果在清创过程中发生了跟腱组织的明显缺损，应该考虑行跟腱的增强或转移手术，尽管我们很少进行这种额外的手术。皮下组织用可吸收材料（线）缝合，皮肤切口边缘与肌内效贴平行并行绷带常规加压包扎。采用承重石膏进行膝以下小腿和足部固定。一段时间的石膏夹板固定和拄拐行走可使疼痛和肿胀在术后逐渐消退。14 天后，若切口愈合良好则可开始运动，鼓励患者每日主动和被动踝关节全范围活动度练习。在这个阶段，使用可穿戴的行走靴对跟腱愈合有帮助。若无并发症，鼓励早期负重。但是，广泛的清创和跟腱转移术后 4~6 周只能部分负重。6~8 周后，开始进行高强度的强化训练，逐渐增强训练强度，最后是跑步和跳跃。

系统性文献回顾显示，跟腱病手术成功率超过 70%[68]，但是在临床中很难达到这样高的成功率，可能是由于许多文章的研究方法评分较差。应告知患者手术的潜在失败率，伤口并发症风险，有时恢复时间会延长。该手术可能出现的并发症有伤口裂开（3%）、腓肠神经损伤（1%）、浅表或深部感染（2.5%）、深静脉血栓形成等[69]。文献报告跟腱术后行离心负荷训练时可发生跟腱再断裂。

10.8 治疗适应证

AT 是运动员和办公室人群中常见的致残疾病。目前认为其发病机制是多因素的，但确切的发病机制尚不清楚。

尽管人们已经就预防性功能训练的重要性达成共识，并提出了不同的方案，但仍缺乏长期有效性的证据。在多达 2/3 的患者中，离心运动对治疗 AT 是有效的。

有证据表明，在 AT 中期进行高能 ESWT 是有益的，但是 24%~45.5% 的患者保守治疗无效，若保守治疗 6 个月仍无效建议手术治疗。慢性 AT 患者术后效果较差，而要达到较好的手术效果，多数患者需要二次手术。

本文对微创和开放手术技术都进行了概述。尽管缺乏一级证据研究，但研究报道微创技术具有良好的效果，降低了局部并发症率和感染风险，技术上易于操作，而且相对费用低，可以与保守治疗或其他微创手术相结合，以达到更好的效果。

参考文献

［1］Vora AM, Myerson MS, Oliva F, Mafulli N (2005) Tendinopathy of the main body of the Achilles tendon. Foot Ankle Clin 10:293‐308.

［2］Maffulli N, Sharma P, Luscombe KL (2004) Achilles tendinopathy: aetiology and management. J R Soc Med 97:472‐476.

［3］Rolf CMT (1997) Etiology, histopathology, and outcome of surgery in achillodynia. Foot Ankle Int 18:565‐569.

［4］Rompe JD, Furia JP, Maffulli N (2008) Mid‐portion Achilles tendinopathy: current options for treatment. Disabil Rehabil 30:1666‐1676.

［5］Astrom M (1998) Partial rupture in Achilles tendinopathy. A retrospective analysis of 342 cases. Acta Orthop Scand 69:404‐407.

［6］Ronga M, Oliva F, Vigneti D et al (2009) Achilles tendinopathy. Physiopathology. In: Maffulli N, Oliva F (eds) Achilles tendon. CIC Edizioni internazionali, Rome, pp 39‐45.

［7］Nigg B (1994) The role of impact forces and foot pronation: a new paradigm. Clin J Sports Med 11:2‐9.

［8］Bryant AL, Clark RA, Bartold S et al (2008) Effects of oestrogen on the mechanical behavior of the human Achilles tendon in vivo. J Appl Physiol 105:1035‐1043.

［9］Circi E, Akpinar S, Akgun RC et al (2009) Biomechanical and histological comparison of the influence of oestrogen deficient state on tendon healing potential in rats. Int Orthop 33:1461‐1466.

［10］Cook JL, Bass SL, Black JE (2007) Hormone therapy is associated with smaller Achilles tendon diameter in active postmenopausal women. Scand J Med Sci Sports 17:128‐132.

［11］Torricelli P, Veronesi F, Pagani S et al (2013) In vitro tenocyte metabolism in aging and oestrogen defi ciency. Age (Dordr) 35:2125‐2136.

［12］Ahmed N (2005) Advanced glycation endproducts‐role in pathology of diabetic complications. Diabetes Res Clin Pract 67:3‐21.

［13］Gautieri A, Redaelli A, Buehler MJ et al (2014) Age‐ and diabetes‐related nonenzymatic cross‐links in collagen fibrils: candidate amino acids involved in advanced glycation endproducts. Matrix Biol 34:89‐95.

［14］Li Y, Fessel G, Georgiadis M et al (2013) Advanced glycation end‐products diminish tendon collagen fiber sliding. Matrix Biol 32:169－177.

［15］Duncan WS (1928) The relationship of hyperthysoidism to joint conditions. J Am Med Assoc 91:1779.

［16］Oliva F, Berardi AC, Misiti S, Verza Felzacappa C, Iacone A, Maffulli N (2013) Thyroid hormones enhance growth and counteract apoptosis in human tenocytes isolated from rotator cuff tendons. Cell Death Dis 4:e705.

［17］Berardi A, Oliva F, Berardocco M, La Rovere M, Accorsi P, Maffulli N (2014) Thyroid hormones increase collagen I and cartilage matrix protein (COMP) expression in vitro human tenocytes. Muscles Ligaments Tendons J 4:285－291.

［18］Warrender WJ, Brown OL, Abboud JA (2011) Outcomes of arthroscopic rotator cuff repairs in obese patients. J Shoulder Elbow Surg 20:961－967.

［19］Giai Via A, De Cupis M, Spoliti M et al (2013) Clinical and biological aspects of rotator cuff tears. Muscles Ligaments Tendons J 3:70－92.

［20］Gaida JE, Cook JL, Bass SL (2008) Adiposity and tendinopathy. Disabil Rehabil 30:1555－1562.

［21］Abate M, Oliva F, Schiavone C et al (2012) Achilles tendinopathy in amateur runners role of adiposity (tendinopathies and obesity). Muscles Ligaments Tendons J 2:44－48.

［22］Biancalana A, Veloso LA, Gomes L (2010) Obesity affects collagen fibril diameter and mechanical properties of tendons in Zucker rats. Connect Tissue Res 51:171－178.

［23］Hills AP, Hennig EM, Byrne NM et al (2006) The biomechanics of adiposity－structural and functional limitations of obesity and implications for movement. Obes Rev 7:13－24.

［24］Waggett AD, Ralphs JR, Kwan AP et al (1998) Characterization of collagens and proteoglycans at the insertion of the human Achilles tendon. Matrix Biol 16:457－470.

［25］Modesti A, Oliva F (2013) All is around ECM of tendons?! Muscles Ligaments Tendons J 3:1.

［26］Dalton S, Cawston TE, Riley GP, Bayley IJ, Hazleman BL (1995) Human shoulder tendon biopsy samples in organ culture produce procollagenase and tissue inhibitor of metalloproteinases. Ann Rheum Dis 54:571－577.

［27］Choi HR, Kondo S, Hirose K et al (2002) Expression and enzymatic activity of MMP-2 during healing process of the acute suprasupinatus tendon tear in rabbits. J Orthop Res 20:927－933.

［28］Riley GP, Curry V, DeGroot J et al (2002) Matrix metalloproteinase activities and their relationship with collagen remodelling in tendon pathology. Matrix Biol 21:185－195.

[29] Tarantino U, Oliva F, Taurisano G et al (2009) FXIIIA and TGF-beta over-expression produces normal musculoskeletal phenotype in TG2 - / - mice. Amino Acids 36:679 - 684.

[30] Oliva F, Zocchi L, Codispoti A et al (2009) Transglutaminases expression in human supraspinatus tendon ruptures and in mouse tendons. Biochem Biophys Res Commun 20:887 - 891.

[31] Dean BJ, Franklin SL, Carr AJ (2013) The peripheral neuronal phenotype is important in the pathogenesis of painful human tendinopathy: a systematic review. Clin Orthop Relat Res 471:3036 - 3046.

[32] Andres KH, von During M, Schmidt RF (1985) Sensory innervation of the Achilles tendon by group III and IV afferent fi bers. Anat Embryol (Berl) 172:145 - 156.

[33] van Sterkenburg M, van Dijk N (2011) Mid-portion Achilles tendinopathy: why painful? An evidence-based philosophy. Knee Surg Sports Traumatol Arthrosc 19:1367 - 1375.

[34] Alfredson H, Ohberg L, Forsgren S (2003) Is vasculo-neural ingrowth the cause of pain in chronic Achilles tendinosis? An investigation using ultrasonography and colour Doppler, immunohistochemistry, and diagnostic injections. Knee Surg Sports Traumatol Arthrosc 11:334 - 338.

[35] Schizas N, Weiss R, Lian O, Frihagen F, Bahr R, Ackermann PW (2012) Glutamate receptors in tendinopathic patients. J Orthop Res 30:1447 - 1452.

[36] Steyaert AE, Burssens PJ, Vercruysse CW, Vanderstraeten GG, Verbeeck RM (2006) The effects of substance P on the biomechanic properties of ruptured rat Achilles' tendon. Arch Phys Med Rehabil 87:254 - 258.

[37] Rogers BS, Leach RE (1996) Achilles tendinitis. Foot Ankle Clin 1:249 - 259.

[38] Binfield PM, Maffulli N (1997) Surgical management of common tendinopathies of the lower limb. Sports Exerc Injury 3:116 - 122.

[39] Maffulli N, Testa V, Capasso G et al (2006) Surgery for chronic Achilles tendinopathy yields worse results in nonathletic patients. Clin J Sport Med 16:123 - 128.

[40] Maffulli N, Wong J, Almekinders LC (2003) Types and epidemiology of tendinopathy. Clin Sports Med 22:675 - 692.

[41] Rompe JD, Nafe B, Furia JP et al (2007) Eccentric loading, shock-wave treatment, or a waitand-see policy for tendinopathy of the main body of tendon Achilles: a randomized controlled trial. Am J Sports Med 35:374 - 383.

[42] Petersa JA, Zwerevera J, Diercksa RL, Elferink-Gemserb MT, van den Akker-Scheeka I (2016)

Preventive interventions for tendinopathy: a systematic review. J Sci Med Sport 19:205‒211.

［43］Pope R, Herbert R, Kirwan J (1998) Effects of ankle dorsifl exion range and pre‒exercise calf muscle stretching on injury risk in Army recruits. Aust J Physiother 44:165‒172.

［44］Amako M, Oda T, Masuoka K et al (2003) Effect of static stretching on prevention of injuries for military recruits. Mil Med 168:442‒446.

［45］Kraemer R, Knobloch K (2009) A soccer‒specifi c balance training program for hamstring muscle and patellar and achilles tendon injuries: an intervention study in premier league female soccer. Am J Sports Med 37:1384‒1393.26.

［46］House C, Reece A, Roiz de Sa D (2013) Shock‒absorbing insoles reduce the incidence of lower limb overuse injuries sustained during Royal Marine training. Mil Med 178:683‒689.

［47］Milgrom C, Finestone A, Shlamkovitch N, Wosk J, Laor A, Voloshin A et al (1992) Prevention of overuse injuries of the foot by improved shoe shock attenuation. A randomized prospective study. Clin Orthop Relat Res (281):189‒192.

［48］Larsen K, Weidich F, Leboeuf‒Yde C (2002) Can custom‒made biomechanic shoe orthoses prevent problems in the back and lower extremities? A randomized, controlled intervention trial of 146 military conscripts. J Manipulative Physiol Ther 25:326‒331.

［49］Longo UG, Ronga M, Maffulli N (2009) Achilles tendinopathy. Sports Med Arthrosc 17(2):112‒126.

［50］Stanish WD, Rubinovich RM, Curwin S (2008) Eccentric exercise in chronic tendinitis. Clin Orthop Relat Res 1986:65‒68.

［51］Fahlstrom M, Jonsson P, Lorentzon R et al (2003) Chronic Achilles tendon pain treated with eccentric calf‒muscle training. Knee Surg Sports Traumatol Arthrosc 11:327‒333.

［52］Norregaard J, Larsen CC, Bieler T et al (2007) Eccentric exercise in treatment of Achilles tendinopathy. Scand J Med Sci Sports 17:133‒138.

［53］Alfredson H, Pietila T, Jonsson P et al (1998) Heavy‒load eccentric calf muscle training for the treatment of chronic Achilles tendinosis. Am J Sports Med 26:360‒366.

［54］Roos E, Engstrom M, Lagerquist A et al (2004) Clinical improvement after 6 weeks of eccentric exercise in patients with mid‒portion Achilles tendinopathy‒a randomized trial with 1‒year follow‒up. Scand J Med Sci Sports 14:286‒295.

［55］de Vos RJ, Weir A, Visser RJ et al (2007) The additional value of a night splint to eccentric exercises in chronic midportion Achilles tendinopathy: a randomised controlled trial. Br J Sports Med 41:e5.

［56］Sayana MK, Maffulli N (2007) Eccentric calf muscle training in non-athletic patients with Achilles tendinopathy. J Sci Med Sport 10:52 - 58.

［57］Lohrer H, Scholl J, Arentz S (2002) Achilles tendinopathy and patellar tendinopathy. Results of radial shockwave therapy in patients with unsuccessfully treated tendinoses. Sportverletz Sportschaden 16:108 - 114.

［58］Peers K (2003) Extracorporeal shock wave therapy in chronic Achilles and patellar tendinopathy. Leuven University Press, Leuven, pp 61 - 75.

［59］Speed C (2014) A systematic review of shockwave therapies in soft tissue conditions: focusing on the evidence. Br J Sports Med 48:1538 - 1542.

［60］Costa ML, Shepstone L, Donell ST et al (2005) Shock wave therapy for chronic Achilles tendon pain: a randomized placebo-controlled trial. Clin Orthop Relat Res 440:199 - 204.

［61］Rasmussen S, Christensen M, Mathiesen I et al (2008) Shockwave therapy for chronic Achilles tendinopathy: a double-blind, randomized clinical trial of efficacy. Acta Orthop 79:249 - 256.

［62］Loppini M, Maffulli N (2012) Conservative management of tendinopathy: an evidence-based approach. Muscles Ligaments Tendons J 1:134 - 137.

［63］Chan O, O' Dowd D, Padhiar N et al (2008) High volume image guided injections in chronic Achilles tendinopathy. Disabil Rehabil 30:1697 - 1708.

［64］Maffulli N, Spiezia F, Longo UG, Denaro V, Maffulli GD (2013) High volume image guided injections for the management of chronic tendinopathy of the main body of the Achilles tendon. Phys Ther Sport 14:163 - 167.

［65］de Vos RJ, Weir A, van Schie HT et al (2010) Platelet-rich plasma injection for chronic Achilles tendinopathy: a randomized controlled trial. JAMA 303:144 - 149.

［66］Testa V, Capasso G, Benazzo F, Maffulli N (2002) Management of Achilles tendinopathy by ultrasound-guided percutaneous tenotomy. Med Sci Sports Exerc 34:573 - 580.

［67］Maffulli N, Testa V, Capasso G, Bifulco G, Binfi eld PM (1997) Results of percutaneous longitudinal tenotomy for Achilles tendinopathy in middle- and long-distance runners. Am J Sports Med 25:835 - 840.

［68］Tallon C, Coleman BD, Khan KM, Maffuli N (2001) Outcome of surgery for chronic Achilles tendinopathy: a critical review. Am J Sports Med 29:315 - 320.

［69］Paavola M, Orava S, Leppilahti J, Kannus P, Jarvinen M (2000) Chronic achilles tendon overuse injury: complications after surgical treatment: an analysis of 432 consecutive patients. Am J Sports Med 28:77 - 82.

第十一章　髌腱病

Piero Volpi，　E. Prospero，　C. Bait，　G. Carimati，　V. P. Di Francia，　P. Felisaz，　and L. Balzarini　编

张志杰　译

摘要　在许多运动中，髌腱病一直是一个重要且反复发生的问题。对于髌腱问题来说，其复杂发病机制的首要假说被退行性理论所取代，髌腱炎一词也被髌腱病一词取代。多年来，除了确定的假说外，在其发病机制的背景下还形成了一些理论。不同作者提出的髌腱病的保守治疗方法包括功能性休息、使用 NSAID、改进训练技术、拉伸和离心训练等。然而，相当数量的运动员对保守治疗无反应，症状长期持续存在时，髌腱病必须考虑手术治疗。

11.1　简介

髌腱病是一种常见的髌腱过度使用性疾病，是从事不同运动项目的运动员面临的重要问题。

它最常见于青年到成年的跳跃运动员，是一种急性 / 慢性的髌腱损伤。

篮球和排球是较容易发生髌腱病的运动，发病率分别为 31.9% 和 44.6%[1]，其原因与运动特定姿势的力学特性有关，其特点是这些运动对伸肌装置的速度和力量要求高。这种疾病在 1973 年被布拉西纳（ Blazina ）描述为"跳跃者膝"，直到现在这个名词仍然存在 [2]。

临床上的特征性表现为髌尖、髌腱或远端附着点的负荷性疼痛。

大多数病例采取非手术方式治疗。最常用的治疗方法有休息、冷冻疗法、离心训练、体外冲击波疗法、磁疗和 PRP 疗法。

髌腱病患者由于严重的症状和长时间的制动，从而会严重影响运动员的

竞技水平；超过一半的运动员在运动生涯结束后仍然会受疼痛的困扰[3-5]。

在退行性变的最后阶段，髌腱长期受力可以导致髌腱断裂。

在这一章，我们将讨论髌腱病的病理学、临床检查和影像学检查、治疗方法等。

11.2 流行病学和发病机制

髌腱病在运动员和非运动员中都很常见[6]。

主要病因是负重或如上所述运动员在某些运动项目中出现重复伸展运动，其发生率高达 40%；运动员的超载和负荷能力起着重要作用。

运动员髌腱病的患病率为 5%~45%[7-9]，发病高峰为 15~30 岁，这是大多数患者进行体育运动的时期。

男性患病率较高，年龄通常为 15~40 岁。

引起髌腱病的危险因素分为内部危险因素和外部危险因素。

（1）内部危险因素：不能被改变，但可以根据内部危险因素判断哪些群体需要密切监测：

1）性别：男性发病率高于女性。这是由于产生力量的能力和运动的能力不同[1]。且雌激素可能对肌腱有保护作用[10]。

2）年龄：肌腱病变与负荷过重有关，因此在相同的运动活动水平下，年龄越大，肌腱上的应力越大。

3）类风湿疾病和胶原病：这些疾病可以改变肌腱结构，降低机械阻力。

4）对侧肌腱损伤：对侧负荷过重的患者更容易发生其他肌腱的病变。

5）解剖学：人们对跳跃者膝肌腱病的解剖学特征有不同的看法[11]。

（2）外部危险因素：是职业运动员最感兴趣的因素，也是唯一可以采取预防措施的因素。

1）环境和运动场所：在排球和篮球运动员中，较硬的地面可以增加患髌腱病的风险[11]。业余运动员中，在自然场地和人造场地比赛的运动员的发病情况没有区别。

2）运动特定姿势：不可能修改它们，但可以改进执行的技术，以减少有风险或有症状的人群的运动负荷和风险动作频率。

3）设备：鞋的机械性能可以改变摩擦系数和肢体的机械负荷。根据地面的特点，选择最佳的鞋子，以减少与地面碰撞造成的微损伤，是非常重要的。有早期症状的运动员经常使用膝关节绷带来减轻肌腱的负荷，但是其效果并不确定。

4）暴露水平：长时间的训练和运动是髌腱病变发展最重要的危险因素 [3, 12]。一些作者指出，形成跳跃者膝的风险与每周 12 小时的训练有关；每周 5 小时的举重训练也被发现有同样的联系 [13, 14]。这是一个更难处理的风险因素。

11.3　解剖学和生物力学

髌腱是介于髌骨和胫骨粗隆之间的解剖结构；其主要成分是胶原、细胞和细胞外基质。胶原的主要作用是抗拉伸，腱细胞可产生细胞外基质和前胶原 [15]。

髌腱是大腿伸肌装置末端组织的一部分，主要作用为伸膝，因此髌腱主要在髌骨起点和胫骨止点进行水平支撑肌肉的工作并承受高机械应力。伸肌装置可以进行离心和向心运动。髌腱具有很强的抗拉伸能力，破坏健康的髌腱需要非常大的力量 [16, 17]。然而，由于运动特定姿势的多次重复，持续的压力可导致髌腱过度负荷性病变。

关于髌腱病的发病机制，还有其他理论，如机械性、血管性或神经性原因 [18, 19]。

髌腱的受力方式根据膝关节的活动程度不同而不同：在 45°～60°，髌骨的位置和施加在其上的高强度力使离心运动时发生损伤的可能性更高 [20]。以离心方式产生的最大肌肉力量是高速时最大等长收缩力量和较高向心收缩力量的 1.5~2 倍 [21]。地面反作用力随着不同的运动而变化，在长跑时相当于体重的 2.8 倍，在排球运动中跳跃时相当于体重的 6 倍，在跳远起跳时相当于体重的 10 倍 [22]。负荷传递到股四头肌的最大力量发生在弹跳的弹道反应过程中，在此过程中传递给股四头肌的力与地面的反作用力成正比。因此，假设股四头肌的工作模式与跳跃者膝的患病率之间存在联系是合理的。这一假设似乎被几项研究中报告的患病率分布所证实。跳跃者膝在篮球、排球和田径运动中发病率是最高的，在其他运动中的发病率较低。

11.4 发病机制

髌腱病的病因尚不清楚，通常有多方面的原因；髌腱病通常是肌腱不愈合的结果，受影响的髌腱通常没有炎症迹象。相反，髌腱病变显示新血管增加、成纤维细胞增多、纤维增生、胶原紊乱[23]。

与髌腱病变有关的组织病理学研究表明，胶原纤维分离，最终失去正常组织，产生一种最基本的黏液样物质，腱细胞形态发生变化，纤维间质化生，以及细胞和毛细血管增生[24, 25]。

机械负荷状态与病理生理反应之间的关系尚不清楚。有人认为机械负荷会导致肌腱组织部分断裂，组织学结果被解释为肌腱部分断裂[8, 9, 14]。在髌腱近端观察到的与髌腱病相关的低回声病变通常被描述为愈合失败或部分髌腱断裂。

一些经典理论认为，无拉伸会促进愈合和张力的适应；拉伸力过高可能会妨碍愈合并促进退行性组织的积累。其他作者认为，髌腱细胞过度的机械拉伸可能激活一些能够诱导凋亡的信号通路。在髌腱病期间观察到的组织学表现与凋亡过程一致。当机械负荷高于腱细胞的适应性反应时，有可能诱导细胞凋亡[26]。

过去，髌腱病的疼痛被认为是由于炎症引起的，但新的研究和新的理论表明，疼痛原因为生化和机械因素[15]。

许多学者认为髌腱断裂是退行性疾病的最终原因。这些损伤通常发生在40岁以上的人群，通常与代谢或全身性疾病有关，损伤偶尔可能是双侧的。

11.5 临床检查

髌腱病的特点是疼痛；疼痛可以表现为急性、亚急性或间歇性，通常不在局部创伤后出现；它可能与训练类型或频率的改变、过度负荷有关。通常疼痛出现在特定部位，主要位于靠近髌骨下尖的髌腱止点附近（图 11.1）；有些病例疼痛局限于髌腱或其远端止点。长期以来，临床上比较常见的分期是改良 Blazina 分期，其根据临床症状分为六期（表 11.1）。

在最初的 Blazina 分期中，最后一期与髌腱断裂有关，这是一种罕见但可能发生的情况。通常，上述症状会随着活动中断而消失，尤其是在发病初期。但如果患者过早恢复体育运动或运动量过大，可能会引起症状复发。慢性髌腱病患者恢复体育锻炼的时间应引起重视。对于髌腱断裂，医生应仔细评估肿胀和血肿，因为这可能与关节出血有关。还有一个更明显和局限性的临床症状是无法主动伸腿和抬起伸直的下肢；这导致步行也很困难，需使用一些辅助工具。

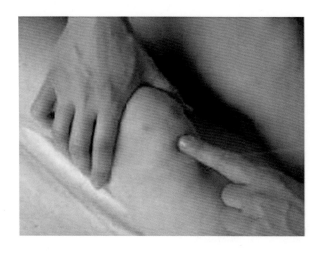

图 11.1 髌尖疼痛

表 11.1 髌腱病临床分期

0 期	无疼痛
Ⅰ期	偶有疼痛，运动表现正常
Ⅱ期	运动中有中度疼痛，运动表现正常
Ⅲ期	运动过程中疼痛，运动表现为质或量的限制
Ⅳ期	运动过程中疼痛，运动表现明显下降
Ⅴ期	日常生活中疼痛，不可能参与运动

11.6　影像学检查

髌腱损伤可用常规 X 线、超声和 MRI 检查。

标准 X 线片可用于检测肌腱损伤的间接征象，并可检测到异常情况，如髌尖或胫骨粗隆处的皮质不规则，肌腱止点或腱鞘周围钙化，以及外伤性皮质袖套样骨折。

胫骨粗隆骨软骨病（Osgood–Schlatter diseases）或 Sinding–Larsen–Johansson 病的骨化中心碎片和二分髌骨是常见的直接病理影像学表现。

在髌腱断裂的情况下，膝关节 X 线侧位片可显示髌骨近端脱位（高位髌骨或高骑位髌骨）和骨撕脱伤（图 11.2）

使用线性高分辨率探头的超声检查以高分辨率正确显示肌腱结构。它可以检测到纤维结构的丧失和髌腱低回声区的存在，这与周围水肿的扩大有关。

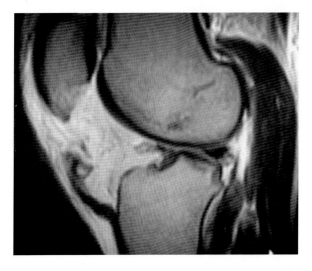

图 11.2　骨撕脱伤

超声也可用于髌骨骨折患者的评估，可评估出血、周围软组织的受累和髌腱的完整性。

超声是一种低成本、安全的技术，可在髌腱损伤的随访中定期重复使用。

但是超声受视野有限和不同操作者之间检测结果不稳定的限制，因此需要熟练的操作者。MRI 是直接评估髌腱病最准确、最安全的检查方法，对髌腱的形态（纤维液的部位和范围）有最好的显示。

正常髌腱在所有的序列中都应该表现为非常低的信号。

T1 加权像髌腱高信号区提示髌腱退行性变（图 11.3），而 T2 加权像上的高信号区则提示水肿或出血。

髌腱 MRI 的一个常见缺陷是"幻角效应"，这种高强度伪影，只在短 TE（回波时间）序列中出现，如 T1W，在 T2 W 中，随着较长的回波时间而消失[27]。

髌骨近端增厚和变形与慢性髌腱病有关[28, 29]。

在长期的髌腱病或严重的髌腱损伤中，可能存在 Hoffa 脂肪垫和局部囊肿。

在急性末端病的病例中，末端骨水肿也是常见的间接征象，但明显的水肿可能掩盖髌骨 / 胫骨袖套样骨折。

因此，对于选择手术修复的患者，应进行 MRI 检查，以评估肌腱和相关

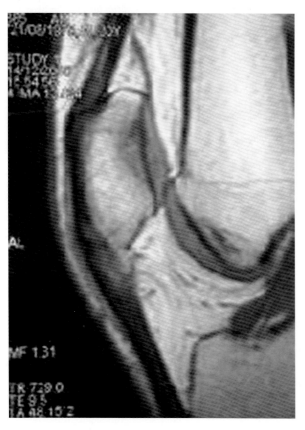

图 11.3　髌腱近端病变

的关节囊、韧带或半月板损伤。

11.7 治疗

通常，对运动员髌腱病采取保守治疗；手术治疗往往不被选择。治疗应仔细计划，医生应调整和量化训练类型、负荷和时间，放弃特定活动，以及休息时间。运动员需要知道发生了什么，并且应该开始一个重新健康教育、康复，重新分配负荷和工作强度的方案。运动员在有症状的时候就应该开始训练，训练可以有各种各样的运动，但大多是离心运动和伸展运动。这些建议适用于所有急性髌腱病患者，其主要在减速阶段和弹性恢复阶段起作用；这种方法可与水动力疗法和手法按摩相结合来放松股四头肌。

最重要的是身体活动的调节和运动的类型；如果患者不能参加日常活动，那他必须找到一种替代性的活动。必须提倡患者做离心运动。我们可以把治疗分为药物治疗和物理治疗。药物治疗有助于解决临床症状，因此，除了 NSAID 外，还有许多药物可用于全身和局部治疗。重要的是要记住，长期使用 NSAID 可能会对肌腱的长期愈合产生负面影响[30]。对于局部使用 NSAID 是否合适，人们的看法不同；一方面，这些药物可以暂时缓解症状，但另一方面也可能导致肌腱断裂。为了改善临床症状，可以进行物理治疗。最常用的肌腱止痛技术有冷冻疗法、经皮神经电刺激疗法、激光、超声、TECAR 疗法、冲击波和磁疗。其中，冲击波似乎在刺激肌腱组织再生方面起到了一定作用[31,32]。近十年来，另一种治疗髌腱病的方法是注射自体富血小板血浆（PRP）[33]，目的是利用血小板生长因子促进肌腱组织的愈合。几天内可以进行一次或多次注射。从生物学角度来看，注射 PRP 的效果比冲击波似乎更好[34]。但这在文献中是有争议的，主要是因为制备方法和注射浓度的不同[35]。

在物理治疗方面，最常用于治疗髌腱病的运动是离心运动（图 11.4）。在这些运动中，肌肉肌腱单元在重复加载和卸载的情况下被延长；这似乎对肌腱的向性和减轻疼痛有重要作用[36, 37]。

这种方法可使受髌腱病影响的患者在数周至 6 个月内恢复体育运动；如果症状持续或恶化，应考虑手术治疗。有多种手术方式可供选择，手术的主

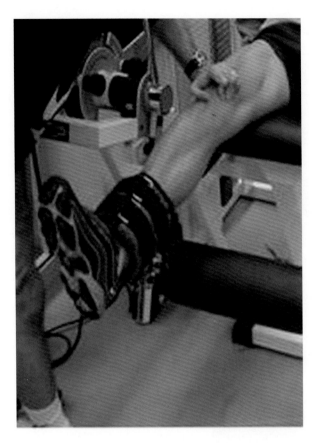

图 11.4　离心运动

要目的是刺激和促进肌腱愈合。由于大多数情况下，髌腱病变主要在近端，所以最常用的手术方法包括以下步骤：MRI 评估后，根据损伤区域，将髌腱纵向切开几厘米，移除可能退化的髌腱（图 11.5），并在髌尖做一个内固定和一些小的孔，以促进这些区域的血液流动。如果损伤区域扩大，可以进行髌腱松解术。同样的手术也可用于远端髌腱病，进行松解和穿孔，最终切除伴有退化的组织。在手术过程中，可以使用 PRP 凝胶（图 11.6）。

在髌腱断裂（图 11.7）的情况下，影响手术治疗和功能恢复良好结果的重要因素是伤后的时间。急性期即开始治疗的损伤似乎功能恢复得更好、更彻底。急性髌腱近端或远端止点断裂的外科治疗包括将肌腱重新固定在骨部附着处。可以使用穿骨缝合或锚钉缝合，以恢复骨 – 腱的连续性。第一步必须通过可吸收或不可吸收材料达到生物增强（图 11.8）效果[20]。一些学者还

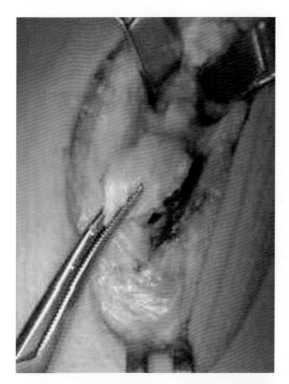

图 11.5　移除可能退化的髌腱

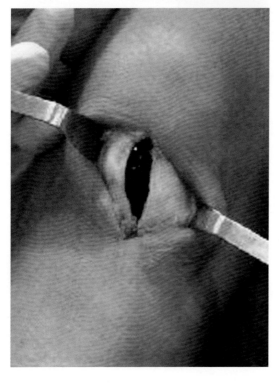

图 11.6　使用 PRP 凝胶

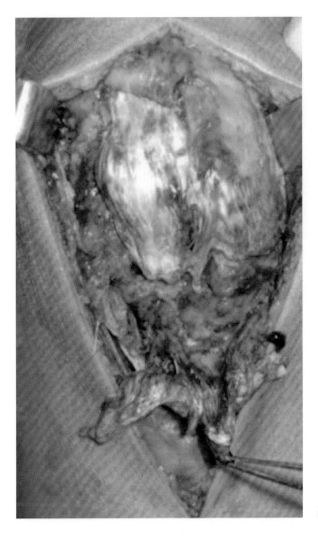

图 11.7　髌腱断裂

建议采用穿骨钢丝增强术。

　　如果为中央部分断裂，必须恢复其连续性，将髌骨复位到原来的位置，并最终结合生物的或可再吸收材料的增强物。同样在这种情况下，也有作者建议采用穿骨钢丝增强术。通常，如果病变是未被发现或是慢性的，周围的或钙化的瘢痕组织与在体格检查中发现的膝关节解剖畸形有关。在这种情况下，手术方法更复杂，可能难以恢复髌骨的正确位置。治疗包括首先去除瘢痕组织和钙化点，以及肌腱末端的凝血。有时，如果髌腱没有"Z"字形延长，

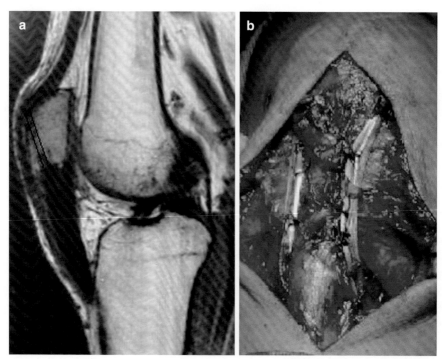

图 11.8　a. 经骨缝合；b. 生物增强

间隙就无法填补。如果断裂很明显，髌骨的位置过度升高，可以采用德茹尔（Dejour）建议的技术，移植对侧膝关节伸肌装置的远端[38]。异体肌腱移植或自体肌腱移植（半腱肌肌腱和股薄肌肌腱）可减少对健侧膝关节的医源性损伤。

参考文献

［1］ Lian OB, Engebretsen L, Bahr R (2005) Prevalence of jumper's knee among elite athletes from different sports: a cross-sectional study. Am J Sports Med 33(4):561–567, Epub 2005 Feb 8.

［2］ Blazina ME, Kerlan RK, Jobe FW, Carter VS, Carlson GJ (1973) Jumper's knee. Orthop Clin North Am 4(3):665–678.

［3］ Hägglund M, Zwerver J, Ekstrand J (2011) Epidemiology of patellar tendinopathy in elite male soccer players. Am J Sports Med 39(9):1906–1911, Epub 2011 Jun 3.

［4］Ferretti A (1986) Epidemiology of jumper's knee. Sports Med 3(4):289－295.

［5］ Fredberg U, Bolvig L, Andersen NT (2008) Prophylactic training in asymptomatic soccer players with ultrasonographic abnormalities in Achilles and patellar tendons: the Danish Super League Study. Am J Sports Med 36(3):451－460, Epub 2007 Dec 13.

［6］Stanish WD, Rubinovich RM, Curwin S (1986) Eccentric exercise in chronic tendinitis. Clin Orthop Relat Res. (208):65－68.

［7］Raatikainen T, Karpakka J, Puranen J, Orava S (1994) Operative treatment of partial rupture of the patellar ligament. A study of 138 cases. Int J Sports Med 15(1):46－49.

［8］Martens M, Wouters P, Burssens A, Mulier JC (1982) Patellar tendinitis: pathology and results of treatment. Acta Orthop Scand 53(3):445－450.

［9］Karlsson J, Lundin O, Lossing IW, Peterson L (1991) Partial rupture of the patellar ligament. Results after operative treatment. Am J Sports Med 19(4):403－408.

［10］Cook JL, Bass SL, Black JE (2007) Hormone therapy is associated with smaller Achilles tendon diameter in active post－menopausal women. Scand J Med Sci Sports 17:128－132.

［11］Khan KM, Cook JL, Maffulli N (2005) Patellar Tendinopathy and Patellar Tendon Rupture. Tendon injuries. In: Maffulli N, Renström P, Leadbetter WB (eds). Springer Edition, Switzerland.

［12］Gaida JE, Cook JL, Bass SL, Austen S, Kiss ZS (2004) Are unilateral and bilateral patellar tendinopathy distinguished by differences in anthropometry, body composition, or muscle strength in elite female basketball players? Br J Sports Med 38(5):581－585.

［13］Cook JL, Khan KM, Kiss ZS, Griffi ths L (2000) Patellar tendinopathy in junior basketball players: a controlled clinical and ultrasonographic study of 268 patellar tendons in players aged 14－18 years. Scand J Med Sci Sports 10(4):216－220.

［14］Lian Ø, Refsnes PE, Engebretsen L, Bahr R (2003) Performance characteristics of volleyball players with patellar tendinopathy. Am J Sports Med 31(3):408－413.

［15］Khan KM, Cook JL, Bonar F, Harcourt P, Astrom M (1999) Histopathology of common tendinopathies. Update and implications for clinical management. Sports Med 27(6):393－408.

［16］Rauh M, Parker R (2009) Patellar and quadriceps tendinopathiesand ruptures. In: DeLee JC (ed) DeLee and Drez's orthopaedic sports medicine. Saunders, Philadelphia, pp 192－200.

［17］Zernicke RF, Garhammer J, Jobe FW (1977) Human patellar－tendon rupture. J Bone Joint Surg Am 59(2):179－183.

［18］Magra M, Maffulli N (2008) Genetic aspects of tendinopathy. J Sci Med Sport 24:167‒173.

［19］Magra M, Maffulli N (2005) Matrix metalloproteases: a role in overusetendinopathies. Br J Sports Med 39:789‒791.

［20］Lee D, Stinner D, Mir H (2013) Quadriceps and patellar tendon ruptures. J Knee Surg 26:301‒308.

［21］Herzog W (2000) Muscle properties and coordination during voluntary movement. J Sports Sci 18(3):141‒152.

［22］McNitt‒Gray JL (2000) Musculoskeletal loading during landing. In: Biomechanics in sport, vol 9, Encyclopaedia of sports medicine. Blackwell Science, Oxford.

［23］Sharma P, Maffulli N (2005) Tendon Injury and tendinopathy: healing and repair. J Bone Joint Surg Am 87:187‒202.

［24］Cook JL, Khan KM, Harcourt PR, Grant M, Young DA, Bonar SF (1997) A cross sectional study of 100 athletes with jumper's knee managed conservatively and surgically. The Victorian Institute of Sport Tendon Study Group. Br J Sports Med 31(4):332‒336.

［25］Khan KM, Bonar F, Desmond PM, Cook JL, Young DA, Visentini PJ, Fehrmann MW, Kiss ZS, O'Brien PA, Harcourt PR, Dowling RJ, O'Sullivan RM, Crichton KJ, Tress BM, Wark JD (1996) Patellar tendinosis (jumper's knee): fi ndings at histopathologic examination, US, and MR imaging. Victorian Institute of Sport Tendon Study Group. Radiology 200(3):821‒827.

［26］Lian Ø, Scott A, Engebretsen L, Bahr R, Duronio V, Khan K (2007) Excessive apoptosis in patellar tendinopathy in athletes. Am J Sports Med 35(4):605‒611, Epub 2007 Jan 23.

［27］Karantanas AH, Zibis AH, Papanikolaou N (2001) Increased signal intensity on fat‒suppressed three‒dimensional T1‒weighted pulse sequences in patellar tendon: magic angle effect? Skeletal Radiol 30(2):67‒71.

［28］Yu JS, Popp JE, Kaeding CC, Lucas J (1995) Correlation of MR imaging and pathologic findings in athletes undergoing surgery for chronic patellar tendinitis. AJR Am J Roentgenol 165(1):115‒118.

［29］El‒Khoury GY, Wira RL, Berbaum KS, Pope TL Jr, Monu JU (1992) MR imaging of patellar tendinitis. Radiology 184(3):849‒854.

［30］Magra M, Maffulli N (2006) Nonsteroidal anti‒inflammatory drugs in tendinopathy. Clin J Sport Med 16:1‒3.

［31］De Girolamo L, Stanco D, Galliera E, Viganò M, Lovati AB, Marazzi MG, Romeo P, Sansone

V (2014) Soft-focused extracorporeal shock waves increase the expression of tendon-specific markers and the release of anti-inflammatory cytokines in an adherent culture model of primary human tendon cells. Ultrasound Med Biol 40(6):1.

[32] Furia JP, Rompe JD, Cacchio A, Del Buono A, Maffulli N (2013) A single application of lowenergy radial extracorporeal shock wave therapy is effective for the management of chronic patellar tendinopathy. Knee Surg Sports Traumatol Arthrosc 21(2):346 - 350.

[33] Volpi P, Quaglia A, Schoenhuber H, Melegati G, Corsi MM, Banfi G, de Girolamo L (2010) Growth factors in the management of sport-induced tendinopathies: results after 24 months from treatment. A pilot study. J Sports Med Phys Fitness 50(4):494 - 500.

[34] Smith J, Sellon JL (2014) Comparing PRP injections with ESWT for athletes with chronic patellar tendinopathy. Clin J Sport Med 24(1):88 - 89.

[35] Moraes VY, Lenza M, Tamaoki MJ, Faloppa F, Belloti JC (2014) Platelet-rich therapies for musculoskeletal soft tissue injuries. Cochrane Database Syst Rev 4, CD010071.

[36] Fukashiro S, Komi PV, Jarvinen M et al (1995) In vivo Achilles tendon loading during jumping in humans. Eur J Appl Physiol Occup Physiol 5:453 - 458.

[37] Rees JD, Lichtwark GA, Wolman RL, Wilson AM (2008) The mechanism for efficacy of eccentric loading in Achilles tendon injury; an in vivo study in humans. Rheumatology 47:1493 - 1497.

[38] Dejour H, Denjean S, Neyret P (1992) Treatment of old or recurrent ruptures of the patellar ligament by contralateral autograft. Rev Chir Orthop Reparatrice Appar Mot 78(1):58 - 62.

第十二章　后足肌腱病

Francesco Allegra，Enrico Bonacci，Francesco Martnelli　编

洪劲松　译

　　摘要　在日常运动和工作中，发生在踝关节和后足的创伤性肌腱功能障碍和后遗症比其他部位的要多得多。以踝关节扭伤为例，其发病率为 3.7%，并且该数字还在呈增长趋势。踝关节是受伤时最容易累及的关节，占所有运动损伤的 10% ~15%。其中，踝关节前间室受伤率最高，但值得注意的是，后间室的受伤率目前呈增长趋势。引起后足和后踝功能障碍的危险因素包括患者自身体型及运动习惯，外部环境及患者参与运动时的环境。日常工作和运动中，常见的腓骨韧带和胫骨后肌腱损伤多见于 25 岁以下的年轻人。通过肌肉和功能锻炼训练平衡感，可以改善肌肉强度及踝关节的本体感受器反应，从而一定程度上减少受伤的发生。治疗上，首先考虑保守治疗，约 85% 的患者经保守治疗可以恢复；15% 的患者需要接受手术治疗，推荐经关节镜进行手术修复。

12.1　简介

　　后足是后踝和沿跟骨结节上方延伸的解剖区域，它并不是关节间隙，而是踝关节和距下关节向后开口于此。后足可再细分为三部分：第一部分是和两个关节直接连接的前方部分及小腿后方的肌腱（包括内侧和外侧）；第二部分是矢状位最宽的部分，以跟骨结节上方的皮质骨最为突出；第三部分是跟腱及跟腱止点。后踝内外侧以肌腱众多为特征，具有独特的病理变化。由于下肢肌骨受损，大部分这类功能障碍都存在创伤性或者非创伤性病因。当患者主诉足踝部疼痛时，肌腱病常常被忽略，且经家庭医生评估后多认为是踝关节扭伤，有可能因此延误治疗，导致慢性疼痛。过度劳损的跟腱损伤因病情进展缓慢、起病隐匿，最难诊断。治疗上需要根据病因及病变的不同阶段做出相应的处理，而由于肌腱病的发病过程可以长达数年且是一个退变的过程，会影响该病的治疗。

12.2　生物力学和病理生理学

生物力学是理解病理损伤机制的基本知识。行走时，足踝部的位置随着步态周期的变化而变化，由最初接触地面的点到同一只脚的足跟再次接触地面的点，这一步态周期分为足部与地面接触的起步相（60%）和足部不与地面接触的迈步相（40%）。足跟着地时，足部旋后，而当足部开始旋前时则马上发生变化，在步态的中间阶段达到最大程度旋前。当跟骨结节顺应其表面与地面完全接触时，足部旋前是正常的，因为距下关节呈放松状，足部变得柔软。当重心前移，足部开始重回中立位准备即将到来的提踵。这出现在起步相的结束阶段，当足部开始旋后导致距下关节僵硬，从而使足趾轻松离地。在这一步态周期中，任一简单异常状况均可以发展为肌腱病，尤其是后足。肌腱病多指过度劳损的肌腱损伤，包括肌腱炎、腱鞘炎、肌腱变性在内的一系列诊断依据，但缺乏确切的病理诊断[1-3]。这些因过度劳损引起的功能障碍，通常出现在高强度、持续时间长的某些特殊运动模式、工作或体育训练中。除上述原因之外，未完全康复的后踝骨折、踝关节韧带功能不全、由创伤引起的早期关节炎均可导致肌腱病。通常，经过一段时间的恢复和休息，可以减少对组织的负荷，而恢复不足则可加重症状，因其可影响细胞分解过程[4]。肌腱受损时，正常反应包括肌腱内沉积胶原基质的炎症反应，伴随较弱的重塑反应[1]。然而，由于外力仍继续作用于肌腱，导致小血管受压，供血不足，且血管再生能力较弱，使得修复过程失败。持续的外力刺激可导致肌腱结构产生显微镜下改变，包括纤维沉积、新血管化、白细胞和巨噬细胞减少，最终胶原分解和合成增加，包括含有过多细胞和过多血管的紊乱基质组织，该组织具有疼痛和脆弱的特性[5, 6]。

12.3　临床检查

患者通常有受伤史；曾参与新的体育运动或者练习，或者基础的身体活动强度增加，均可诱发该症状。在患者站立位检查足踝部力线。患者步态周期可反映患者肌腱问题所在。理解后足不同骨之间的关系对正确诊断肌腱病至关重要。后足肌腱功能障碍以缓慢起病为特征，好发于中年人、肥胖女性，甚至运动员。患者就诊时，首先应对足部进行检查，排除任何先天性或后天性跟骨畸形。后足内侧肌腱的退行性变可引起疼痛和肌力减弱，进而发展成足部畸形及周围关节退行性变。患者通常主诉足部内侧疼痛和力量减弱，可缓慢发展成渐进性平足畸形，伴有持续性局部疼痛、肿胀和行走困难。患有后足肌腱病的患者，其受影响的肌腱疼痛发生较为隐蔽，会随着活动的持续进行而加重[7]。疾病早期，刚开始活动时，疼痛会减轻；而在相对后期，休息时也可能出现疼痛，并且活动时疼痛加重；长时间休息可以在一定程度上减轻疼痛。夜间疼痛通常表现为较轻的钝痛，而白天随着活动增加表现为锐痛，无明显系统性症状。观察患部，检查是否存在不对称、肿胀或者肌肉萎缩等异常情况。触诊时可扪及沿肌腱走行的压痛，诱发患者主诉疼痛，且患侧关节活动度降低。多发性肌腱或关节疼痛提示可能存在风湿性疾病。危险因素包括肥胖、高血压、糖尿病、使用类固醇，以及血清反应为阴性的关节病。

12.4　影像学检查

初步影像学检查推荐 X 线平片。患者初次就诊时，建议拍摄 X 线双足负重正侧位片及双足负重位踝关节平片。疾病早期，X 线没有明显异常，但随着疾病进一步发展，可出现明显内侧纵弓塌陷和关节退变[8]。X 线平片结果通常没有明显异常，但检查可能会发现骨性关节炎、游离体或者肌腱钙化等情况。超声波检查具有快速成像、随时可得、价格低廉等优点，可用来探查肌腱大小、退变程度及是否存在积液等情况。超声动态检查有助于明确诊断。检查时，应与另一侧肌腱对比，确认未发生病理性改变。尽管后期细微损伤逐渐表现为纵向裂缝，但似乎至少有部分肌腱仍保有连续性，使得肌腱变薄，失去了正常的机械性能。发生弥漫性腱鞘炎症时，多普勒检查结果提示肌腱增厚和滑液充血具有一定的相关性，这可能出现在肌腱断裂前、断裂时或断裂后。某些后足肌腱节段极度贴近踝关节的韧带和支持带，可能是造成踝关节功能障碍的原因之一，也是可以被修复的。然而，超声检查结果的质量取决于超声技师的诊断水平[9]。

MRI 可以为肌腱病理情况提供良好的影像学信息，尤其是在考虑手术治疗时。当腓骨肌肌腱和内侧屈肌肌腱出现肌腱异常情况（肌腱变形、腱鞘炎和肌腱撕裂）时，MRI 结果提示具有明显相关性[10]。小腿远端保留的筋膜和支持带形成相互关联的复杂结构，刚好位于踝关节上或与踝关节平齐，形成独特的肌腱间室。再者，最新证据表明，这些筋膜及其他支持带就像韧带那样，不仅是维持关节稳定的静态结构，也具有其他重要功能。例如，在足踝移动过程中可提供局部的空间本体感受功能[11]。在大部分踝关节及后足的肌腱中，其直径与节段区域具有统计学相关性，在 MRI 中，这些肌腱质量异常情况也具有统计学相关性。这一相关性似乎表明，若任一肌腱出现异常，则可能会影响连接肌腱的支持带和筋膜，进而影响其他肌腱的完整性。关于仅有胫骨后肌腱功能不全的情况，有些学者摒除了一种观点，即胫骨后肌腱与维持足弓稳定的关键结构（如弹簧韧带和跗骨窦韧带）的 MRI 损伤信号之间具有统计学显著相关性。同时，他们还发现，出现同一区域功能障碍的患者，其跟骨骨刺与距骨峰值在统计学上具有显著的高频性[12]。

12.5　治疗

如前所述，后足肌腱损伤本质上不是炎性的。药物治疗上，NSAID 仅限于肌腱病患者短期使用，以缓解疼痛而不影响疾病最终结局。这类疾病所需要的治疗方案从适当休息到手术清创治疗等不同。然而，很多治疗并没有进行临床试验研究，尚未得知同样的治疗是否可以应用于所有的肌腱病。保守治疗被认为是治疗中的"金标准"，包括保护患肢、相对休息、冰敷、加压、抬高、局部药物治疗及康复锻炼。治疗初期，应该鼓励患者少活动，以减少或停止对肌腱的重复性负荷，这种负荷取决于受伤情况、日常活动量及休息时间[13]。再者，治疗开始前必须对引起肌腱损伤的内外因素进行医学评估。外在因素包括过度使用肌腱、训练失误、吸烟、滥用药物、鞋子或其他不适合某些特殊患者的运动穿戴装备等。须嘱患者切勿使用具有运动控制、缓冲或稳定性不适合患足脚型的功能性鞋。内在因素也可能对这一类疾病有重要意义，包括肌腱柔韧性及强度、患者年龄、小腿长度及血供等。尽管甄别这些病因，已经作为主要治疗依据应用多年，但是仍然缺乏关于其有效性的相关证据。有时使用矫正鞋垫或足跟垫可以减轻肌腱负荷，强化保护肌腱。主动拉伸肌肉的离心强化训练是一项收效良好的治疗措施，可以促进新胶原形成。离心训练也对跟腱和髌腱变性的治疗颇有益处，也可应用于其他肌腱病治疗。此外，还可采用物理治疗如超声波、电离子透入疗法（电荷驱使药物离子透入组织）和超声透入疗法（利用超声波提高给药效率），但目前鲜有证据证明，它们在治疗肌腱病方面的有效性。由于许多肌腱病的标准治疗不能及时纠正和阻止肌腱退变过程，因而催生了多种新型治疗方式，如体外冲击波治疗[14]、射频消融治疗、经皮肌腱切除术、自体血或者生长因子注射，但这些治疗的有效性仍处于研究阶段。

若患者在接受 3~6 个月综合定制的保守治疗计划后失败，且患者不愿意改变自身活动量或出现肌腱断裂时，需要考虑手术治疗。任何手术的最终目的都是切除卡压肌腱的骨性结构或软组织，包括不正常的瘢痕和纤维组织，以达到肌腱松解的效果。

12.6 单一肌腱病

12.6.1 胫骨后肌肌腱病

胫骨后肌肌腱的功能是跖屈足部及激发足内翻，同时稳定内侧纵弓。胫骨后肌肌腱病是一种较为常见的肌骨疾病，可导致伴有踝关节及足部内侧疼痛的步态异常。这一肌腱功能障碍可致中足跟舟关节处韧带及三角韧带过度受压，韧带延长，破坏踝关节内侧稳定性，继而可引起痛性平足畸形。

胫骨后肌肌腱病诱发因素之一与性别有关，即女性多于男性，平均发病年龄为 40 岁，无既往急性损伤病史。大多数患者因踝关节创伤时间久远，常被误诊为内侧间室损伤，可考虑为胫骨后肌肌腱滑膜炎病因之一。相关症状包括路边滑倒或楼梯滑倒，或踩到洞坑时突然失去平衡跌倒。虽然短时间内可以恢复，但只要患者活动就会感觉麻痛。此时，应对疼痛的胫骨后肌形态及血管情况进行检查，找到退化的肌腱。由于胫骨后肌肌力较健侧相比减退，患侧足部可出现过度旋前畸形。若此时要求患者踮脚尖站立或行走，则更为明显。患者出现症状时无法单腿踮脚尖，这与患者无法主动有力地跖屈患足有关。由于胫骨后肌肌腱病呈不规则趋势渐进加重但连续性尚存，导致患部肿胀及足部畸形。长年累月，症状则进展至踝关节对侧外踝下方跗骨窦区。

　　该病初期应尽快采取保守治疗，因其具有进行性损害和导致肌腱功能丧失的风险。几乎在疾病的任何阶段采取保守治疗，都可以缓解症状并控制病情进展。因此，我们建议可进行数周的小腿或者靴形石膏固定，具体固定时间视患者症状缓解的程度而定。可以考虑局部注射透明质酸，该药物对肌腱炎和腱鞘炎有一定效果，但不建议滑膜内注射激素，因为容易发生继发于局部腱细胞坏死的肌腱断裂并发症。胫骨后肌可在骰骨内旋的恢复初始阶段发挥有效作用，这与跗骨间的旋前和下肢的神经血管控制有关，及时开始康复过程可以修复慢性肌腱病，以最大限度恢复患者的功能[15]。尽管居家强化伸展训练结合矫正鞋垫治疗已经被认为是有效的保守治疗方案，但据研究显示，若Ⅱ期胫骨后肌肌腱病患者只穿增强矫正鞋垫，并进行中等强度的居家训练，效果并不明显[16]。在患者受伤初期和后期，可采用灰度影像和多普勒超声检查退变肌腱，评估肌腱形态、血管化、功能状态和患者疼痛水平，总结出一套康复训练计划——一种为期 10 周的肌腱特定的离心训练，该训练可以改善患者症状与功能，但不改变肌腱的形态或血管化。

　　如果长达 3 个月的保守治疗效果不理想或者诊断出Ⅲ期平足畸形，应将患者转至骨科医生处。胫骨后肌肌腱功能不全或断裂既是成年人后天性平足的常见病因，也是一种常见的临床病症。由于自然病程以畸形进展性加重为特点，对本病的早期认知至关重要。当症状无法缓解或无法延缓畸形的进一步发展，应该考虑行手术治疗。Ⅰ期早期：宜使用肌腱镜技术，沿胫骨内踝

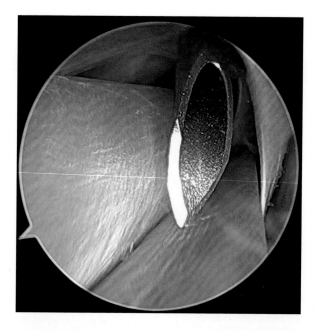

图12.1　在这一肌腱镜图像中，胫骨后肌腱位于腰穿针尖下方，腰穿针在腱鞘局部区域内作为探针使用

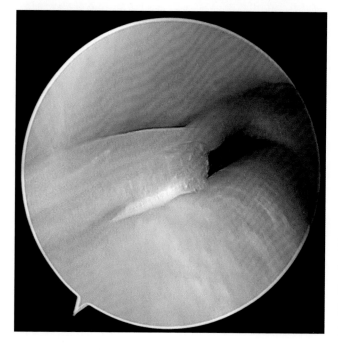

图 12.2　这一肌腱镜下图像可以帮助医生做出诊断，提示胫骨后肌肌腱部分撕裂，可以轻松地经近端入口用刨刀进行修整

后方肌腱探查肌腱及其腱鞘（图 12.1）：利用内侧两个小切口清除滑膜内的炎性组织或去除部分有症状的、撕裂的肌腱组织（图 12.2）。Ⅰ期：可选择

肌腱探查、清创手术，清创的同时依据具体情况做或不做趾长屈肌腱转位。

Ⅱ期：胫骨后肌肌腱变长引起内侧软组织松弛。因此除了选择手术探查及清创外，通常需行趾长屈肌肌腱转位或行切开侧侧吻合术。在Ⅱb期，单纯软组织手术不能彻底解决患者症状，因此纠正骨性畸形是防止单纯肌腱手术后期疗效不佳的一种有效方式。可同时进行的手术方式包括软组织重建术以恢复胫骨后肌腱（PTT）功能，骨性手术纠正畸形。结合这些手术方式，患者可以获得更安全长久的疗效。在Ⅰ期或Ⅱ期早期，PTT显示轻微退变或延长，而肌腱完整性不受影响。在此情况下，可以考虑进一步行内侧柱重建手术——胫骨后肌腱止点骨膜瓣前置配合选择性的内侧柱关节融合术。尽管这些手术方式理论上可以纠正患者后足外翻畸形，但是对于单纯合并中足塌陷的早期患者来说，这种手术指征仍值得商榷。对于Ⅱ期进展期的患者，单纯肌腱转位术不足以矫正畸形，推荐结合骨性手术如跟骨内移截骨术、跟骨外侧柱延长术来矫正畸形。这样在矫正畸形的同时，还可以保留后足关节活动度，在年轻或者活动量大的患者中优势尤其明显。Ⅲ期可选关节融合术，原因在于已发展成固定性畸形，且关节僵硬。应依据所涉及的足踝部关节，采取相应的关节融合术。单纯距舟关节融合术可矫正所有的临床及影像方面的畸形，但是长期的随访结果表明，距舟关节融合的代价是患者在恢复过程中，完全丧失后足关节活动，并出现相邻关节的关节炎。这种情况在临床上并不少见，因此很多患者选择三关节融合术。如果患者行三关节融合术后，仍有残留畸形或关节不稳定，需再行手术治疗。残留的内侧柱不稳定可以采用舟楔关节或第一跖楔关节融合术治疗，而前足的内翻或旋后畸形则采用中足融合术，并依据情况结合或不结合楔骨截骨术来治疗。

12.6.2　腓骨肌肌腱病

腓骨肌肌腱常见病变包括慢性肌腱炎、肌腱病变及部分撕裂，且完全撕裂及腓骨外踝后缘半脱位也不少见。踝关节损伤常导致腓骨肌肌腱病变，腓骨肌肌腱病变是踝关节外侧不稳定所致后果之一，也是产生踝关节外侧症状的主要原因。急性创伤、慢性致病因素均可引起腓骨肌肌腱损伤，患者通常有原始结构性致病因素如后足内翻、外侧韧带不稳定、腓骨肌滑车增大或有症状的腓籽骨。因为踝关节不稳定是一种常见的主观感觉，通常没有不稳定的确切症状，所以患者应主动请专业医生帮助评估踝关节的稳定性[19]。肌腱炎典型症状包括踝关节外侧持续肿胀、弹响及腓骨区反复疼痛。而腓骨肌肌腱半脱位是一种以弹响及不稳感为特征的常见病变：腓骨肌肌腱加压试验阳性表现为足部主动背伸外翻位时，医生施加阻力，患者出现腓骨后缘处疼痛。患者出现腓骨肌肌腱脱位或半脱位时，应寻求骨科医生治疗[18]。若患者无创伤或过度运动病史，其踝关节外侧肿胀和压痛可能由风湿性关节炎或血清阴性关节炎引起。因此很难通过患者的临床表现诊断腓骨肌肌腱的确切病理改变，同样，单凭 MRI 检查也不能对其进行诊断。然而对于 MRI 提示有异常结果的患者，需要对其进行详细的体格检查，因为 MRI 阳性预测值与患者实际临床表现具有较低的相关性[20]。此外，研究证实，MRI 上腓骨肌肌腱的撕裂表现多为偶然发现的[21]。通常慢性踝关节外侧不稳定常合并腓骨肌肌腱病变。然而，很多患者术前 MRI 检查提示腓骨肌肌腱病变不能定性，特别是那些合并慢性踝关节外侧不稳定的患者。尽管如此，MRI 检查仍旧是一个检测腓骨肌肌腱病变的有效手段，同时，对于 MRI 检查呈阳性的患者来说，也需要实行详细的、彻底的体格检查及临床随访观察[22]。

保守治疗是腓骨肌肌腱病变的首要治疗方法。足跟外侧楔形支具和踝关节包扎治疗可以帮助减轻腓骨肌肌腱的压力，但是尚无证据显示这些方法可以促进愈合。康复治疗包括踝关节活动度锻炼、腓骨肌肌力锻炼、适当的热疗及本体感受器锻炼。手术指征包括保守治疗无效、反复发生的腓骨肌肌腱不稳定及腓骨肌肌腱断裂。任何踝关节不稳定都是需要处理的，可以行韧带重建手术或行韧带修复手术以稳定踝关节。同时，腓骨肌肌腱脱位或半脱位需要请骨科医生评估手术的可能性。重建腓骨肌支持带或者采用不同方式的手术方法将腓骨肌肌腱稳定于腓骨沟内。关节镜手术治疗腓骨肌肌腱病变具有一定局限性，仅适用于有症状的肌腱炎（图 12.3）或由踝关节后侧软组织撞击、骨性撞击引起的肌腱部分断裂（图 12.4）。

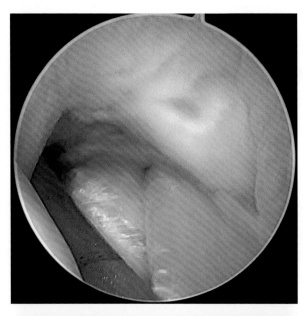

图 12.3　镜下位于腱鞘内的腓骨肌肌腱；探钩置于腓骨短肌腱，可见位于腓骨外踝内侧面的腓骨长肌腱。镜下通过移动探钩可以在直视下探查腓骨肌肌腱

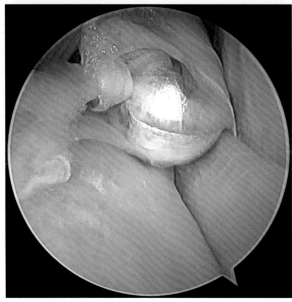

图 12.4　刨刀正通过前下方入路进入视野，准备清理有症状的滑膜组织

12.6.3　踇长屈肌肌腱炎

踇长屈肌肌腱炎俗称"舞蹈者肌腱炎"，是发生于舞蹈演员中的一种常见疾病，是由于踝关节长期处于极度跖屈状态下，跖趾关节屈伸活动过多，

导致跟长屈肌劳损。尽管它是古典芭蕾舞演员中最常见的下肢肌腱炎[23]，但是在一些需要经常做踮脚运动的人群中也时有发生[24]。跟长屈肌肌腱腱鞘炎多见于运动员如足球运动员中，主要与肌腱慢性过度使用有关。

一般认为，跟长屈肌肌腱炎很少由外伤因素如踝关节扭伤所致。这种后足特殊肌腱炎通常由跟长屈肌卡压引起，如舞蹈演员"踮着脚尖"的位置，从而导致慢性疼痛、早期关节炎、纤维化及进行性关节活动度减少。早期症状表现为内踝后方沿踝关节后内侧面疼痛，少部分发生于内踝尖下方距下关节内侧。体格检查时，患者跟趾抗阻跖屈，或是采用脚尖站立或行走时，疼痛症状立即发生。少数患者伴有沿胫骨内踝后缘的捻发音。以下这种有效的临床试验，可用来区分踝关节和足部分别在中立位及跖屈位时第1跖趾关节被动背伸活动度：如果在中立位时第1跖趾关节不能被动背伸或背伸活动很少，而在跖屈位时背伸活动不受影响，则说明跟长屈肌可能存在卡压。

预防措施包括减少舞蹈演员直接用足部表演的时间，尽可能避免坚硬地面。增强机体核心肌群肌力是主要康复措施之一，通过肌力训练可以平衡肌肉力量，促进躯体稳定和移动肌群如腹肌、背肌及骨盆肌肉发育。穿硬度及舒适度适中的定制鞋也是一个不错的预防措施。

然而，舞蹈演员因为踮脚位置不正确而导致跟长屈肌肌腱病变、足部相对僵硬的可能性不大。

对于从事爆发性短距离奔跑职业的运动员如短跑运动员、足球运动员，穿一双合适的鞋子可以改善起步时的步态，从而避免肌腱过度负荷。对于慢性肌腱炎患者，推荐使用2~3周的负重石膏或行走靴固定。采用改良提踵训练方法，将足趾置于一块木板边缘上方，可以锻炼后方的屈肌群，这种方法不仅可以用作预防措施，还可以用作治疗方法。改进跟长屈肌肌腱炎治疗方法，会对舞蹈演员疗效产生影响，因为他们是此疾病的高发人群。而对其他高危人群来说，同样有效。

若保守治疗无效，通常行切开术松解肌腱，如采用关节镜手术治疗。多年来实践证明，关节镜下松解肌腱，具有手术创口小、相关结构视野清晰、手术效果佳等优点。这种疾病可能与多种微创伤有关，而不单纯涉及芭蕾舞演员或过度劳损。切开术及关节镜手术均可治疗踝及后足的后侧撞击综合征，因为后侧撞击多发生于踝关节反复跖屈的患者，通过手术可以减轻疼痛并可最大限度地保留关节活动度。踝关节后路关节镜手术可以保留或恢复踝关节及后足的关节活动度，改善患者主观疼痛及功能评分。目前关节镜手术并发症较少，被认为是一种微创治疗踝关节后侧撞击综合征及跨长屈肌撞击综合

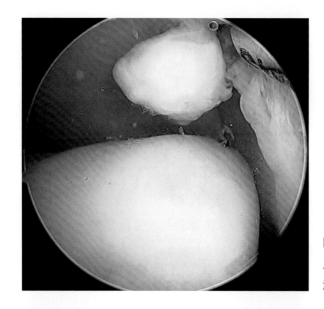

图 12.5　软骨游离体可能是后足肌腱撞击的病因。完全清理游离体，解除肌腱病变

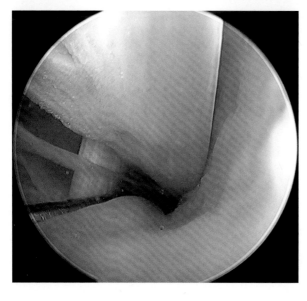

图 12.6　跨长屈肌撞击位于胫骨内踝后缘的腱鞘，此处肌腱走行从弧形变为直角进入足底

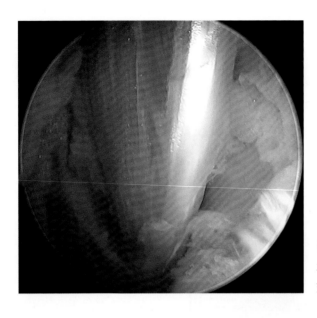

图 12.7 跛长屈肌完全松解，术者通过被动活动跛趾可以看到肌腱的上下滑动

征的有效方法。术中可去除潜在撞击病因如游离体（图 12.5），清理源于腱鞘的纤维组织（图 12.6），直至肌腱完全松解（图 12.7）。

通过关节镜手术，可以在探查过程中系统地获得后足相关解剖结构及异常表现，像定义踝间韧带一样定义后足的关节外结构。后足关节镜手术是一种对踝关节后侧跛长屈肌撞击综合征有效的手术方式，术后患者可以尽快重新开始运动。

12.7　小结

后足的肌腱病变相对较少，主要取决于患者自身活动度。尽管没有准确的数据，潜在危险因素包括年龄、症状持续时间、体重指数、肌腱病变类型、既往治疗史及是否存在相关踝关节损伤。病变发生时，快速的早期诊断可以获得良好的治疗效果，避免进展成慢性症状。患者首先必须采取保守治疗，手术治疗一定是相关的保守治疗无效时才考虑采用的。随着足踝关节镜的发展，外科医生可以诊断及治疗很多原先只能行开放手术的疾病。后踝及后足关节镜、肌腱镜可以处理常见的踝关节病变，并且具有疼痛少、康复快及并发症少等优点。后路踝关节镜还可以处理后足肌腱病变中最常见的撞击、关节纤维化及滑膜炎等病理改变。肌腱镜是一种通过探查及清创，对胫骨后肌肌腱、踇长屈肌肌腱及腓骨肌肌腱病变进行微创治疗的关节镜技术。

参考文献

［1］Maffulli N, Khan KM, Puddu G (1998) Overuse tendon conditions: time to change a confusing terminology. Arthroscopy 14(8):840 - 843.

［2］Wilder RP, Sethi S (2004) Overuse injuries: tendinopathies, stress fractures, compartment syndrome, and shin splints. Clin Sports Med 23(1):55 - 81.

［3］Plattner PF (1989) Tendon problems of the foot and ankle. The spectrum from peritendinitis to rupture. Postgrad Med 86(3):155 - 170.

［4］O'Connor FG, Nirschl RP, Howard TM (1997) Managing overuse injuries. Phys Sportsmed 25(5):88 - 113.

［5］Khan KM, Cook JL, Bonar F, Harcourt P, Astrom M (1999) Histopathology of common tendinopathies. Update and implications for clinical management. Sports Med 27(6):393 - 408.

［6］Leadbetter WB (1992) Cell-matrix response in tendon injury. Clin Sports Med 11(3):533 - 578.

［7］Bubra PS, Keighley GS, Rateesh S, Carmody D (2015) Posterior tibial tendon dysfunction: an overlooked cause of foot deformity. J Family Med Prim Care 4:26 - 29.

［8］Pedowitz WJ, Kovatis P (1995) Flatfoot in the adult. J Am Acad Orthop Surg 3:293 - 302.

［9］Lhoste-Trouilloud A (2012) The tibialis posterior tendon. J Ultrasound 15:2 - 6.

［10］Stecco C, Macchi V, Porzionato A et al (2010) The ankle retinacula: morphological evidence of the proprioceptive role of the fascial system. Cells Tissues Organs 192(3):200 - 210.

［11］Cabral P, Paulino C, Takahashi R, Clopton P, Resnick D (2013) Correlation of morphologic and pathologic features of the various tendon groups around the ankle: MR imaging investigation. Skeletal Radiol 42:1393 - 1402.

［12］Herráiz Hidalgo L, Carrascoso Arranz J, Recio Rodríguez M, Jiménez de la Peña M, Cano Alonso R, Álvarez Moreno E, Martínez de Vega Fernández V (2014) Posterior tibial tendon dysfunction: what other structures are involved in the development of acquired adult flat foot? Radiologia 56(3):247 - 256.

［13］Jones DC (1993) Tendon disorders of the foot and ankle. J Am Acad Orthop Surg 1(2):87 - 94.

［14］Rompe JD, Nafe B, Furia JP, Maffulli N (2007) Eccentric loading, shock-wave treatment, or a wait-and-see policy for tendinopathy of the main body of tendo Achillis: a randomized controlled trial [published correction appears in Am J Sports Med. 2007;35(7):1216]. Am J Sports Med 35(3):374 – 383.

[15] Patla C, Lwin J, Smith L, Chaconas E (2015) Cuboid manipulation and exercise in the management of posterior tibialis tendinopathy: a case report. Int J Sports Phys Ther 10(3):363 – 370.

[16] Houck J, Neville C, Tome J, Flemister A (2015) Randomized controlled trial comparing orthosis augmented by either stretching or stretching and strengthening for Stage II Tibialis Posterior Tendon Dysfunction. Foot Ankle Int 36(9):1006 – 1016.

[17] Kulig K, Lederhaus ES, Reischl S, Arya S, Bashford G (2009) Effect of eccentric exercise program for early tibialis posterior tendinopathy. Foot Ankle Int 30(9):877 – 885.

[18] Sammarco GJ (1994) Peroneal tendon injuries. Orthop Clin North Am 25(1):135 – 145.

[19] DiGiovanni BF, Fraga CJ, Cohen BE, Shereff MJ (2000) Associated injuries found in chronic lateral ankle instability. Foot Ankle Int 21(10):809 – 815.

[20] Giza E, Mak W, Wong SE, Roper G, Campanelli V, Hunter JC (2013) A clinical and radiological study of peroneal tendon pathology. Foot Ankle Spec 6(6):417 – 421.

[21] Schubert R (2013) MRI of peroneal tendinopathies resulting from trauma or overuse. Br J Radiol 86(1021):20110750.

[22] Park HJ, Cha SD, Kim HS, Chung ST, Park NH, Yoo JH, Park JH, Kim JH, Lee TW, Lee CH, Oh SM (2010) Reliability of MRI findings of peroneal tendinopathy in patients with lateral chronic ankle instability. Clin Orthop Surg 2(4):237 – 243.

[23] Hamilton WG, Geppert MJ, Thompson FM (1996) Pain in the posterior aspect of the ankle in dancers. Differential diagnosis and operative treatment. J Bone Joint Surg Am 78(10):1491 – 1500.

[24] Cooper ME, Wolin PM (1999) Os trigonum syndrome with flexor hallucis longus tenosynovitis in a professional football referee. Med Sci Sports Exerc 31(7 Suppl):S493 – S496.

[25] Corte-Real NM, Moreira RM, Guerra-Pinto F (2012) Arthroscopic treatment of tenosynovitis of the fl exor hallucis longus tendon. Foot Ankle Int 33(12):1108 – 1112.

[26] Carreira DS, Vora AM, Hearne KL, Kozy J (2016) Outcome of arthroscopic treatment of posterior impingement of the ankle. J Foot Ankle Int 37(4):394 – 400.

[27] Smyth NA, Murawski CD, Levine DS, Kennedy JG (2013) Hindfoot arthroscopic surgery for posterior ankle impingement: a systematic surgical approach and case series. Am J Sports Med 41(8):1869 – 1876.

[28] Hsu AR, Gross CE, Lee S, Carreira DS (2014).